Prof. Dr. med. Linus Geisler

Krankheits-symptome

Früh erkennen und behandeln

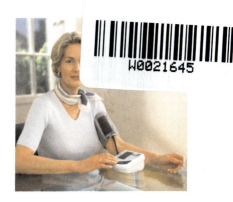

NAUMANN & GÖBEL

Wichtiger Hinweis
Dieses Buch wurde nach dem aktuellen Wissensstand sorgfältig erarbeitet. Dennoch erfolgen alle Angaben ohne Gewähr. Der Verlag haftet nicht für eventuelle Nachteile und Schäden, die aus den im Buch gemachten praktischen Hinweisen resultieren.
Die in diesem Buch enthaltenen Ratschläge ersetzen nicht die Untersuchung und Betreuung durch einen Arzt. Vor Durchführung einer Selbstbehandlung sollte ein Arzt konsultiert werden, insbesondere wenn Sie an Gesundheitsbeschwerden leiden, regelmäßig Medikamente zu sich nehmen oder schwanger sind.

Bildquellennachweis
Elisabeth Galas, Köln: 5, 11, 15, 23, 24, 28, 43, 64, 75, 82, 92, 101, 114
Paul Hartmann AG, Heidenheim: 1
MEV, Augsburg: 2

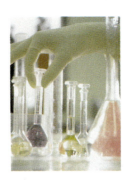

Krankheitssymptome
Naumann & Göbel Verlagsgesellschaft mbH
in der VEMAG Verlags- und Medien Aktiengesellschaft, Köln
Umschlagmotive: MEV, Augsburg (14), Paul Hartmann AG, Heidenheim (4),
Braun GmbH, Kronberg im Taunus (2),
Naumann & Göbel Verlagsgesellschaft mbH, Köln (1)
Autor: Prof. Dr. med. Linus Geisler
Gesamtherstellung: Naumann & Göbel Verlagsgesellschaft mbH, Köln
Alle Rechte vorbehalten
Dieses Werk berücksichtigt die neue deutsche Rechtschreibung
ISBN 3-625-10824-0

INHALT

WAS IST EIN SYMPTOM? 5

Subjektive und objektive Symptome 6
    Subjektive Symptome 6
    Objektive Symptome 7
Deutung von Symptomen 7
Was will dieser Ratgeber 8
Über den optimalen Umgang mit dieser Fibel 9

WICHTIGE SUBJEKTIVE SYMPTOME 10

Schmerzen 10
    Kopfschmerzen 11
    Schmerzen im Brustkorb 14
    Schmerzen im Bauchraum (»Leibschmerzen«) 21
    Akute Leibschmerzen 23
    Chronische Leibschmerzen 27
Atemnot/Luftnot (Dyspnoe) 29
    Herzschwäche (Herzleistungsschwäche,
    Herzinsuffizienz) 31
    Asthma (Asthma bronchiale) 33
Durst 35
Appetitstörungen 38
    Essstörungen 38
    Appetitmangel 38
    Gesteigerter Appetit, Heißhunger 40
Antriebsstörungen, Müdigkeit 41
Schlafstörungen 44
Schwindel 47

WICHTIGE OBJEKTIVE SYMPTOME 50

Fieber 50
    Fieberursachen 53
    Fiebersenkung 55

Gewichtsveränderungen 56
    Übergewicht 57
    Gewichtsabnahme 59
Husten, Auswurf 60
Herzrhythmusstörungen und Herzklopfen 63
    Syndrome bei Herzrhythmusstörungen 65
    Herzschrittmacherbehandlung 69
Hoher Blutdruck 70
Verdauungsprobleme 74
    Erbrechen 74
    Schluckbeschwerden 79
    Gelbsucht (Ikterus) 82
    Durchfall 92
    Verstopfung (Obstipation) 96
    Blähungen (Meteorismus) 99
    Bauchwassersucht (Aszites) 100
Störungen beim Wasserlassen (Miktion) 101
Bewusstseinsstörungen 106
    Ohnmacht 110
    Epileptischer Anfall 111
    Diabetisches Koma (Zuckerkoma) 112
    Leberkoma 113
    Schlaganfall 113
    Abbau intellektueller Leistungen (Demenz) 115

DER ALTE MENSCH ALS PATIENT 118
Krankheit und Alter 118
Typische Verhaltensweisen und Symptome im Alter 120
Allgemeine Hinweise für den Umgang
mit Alterspatienten 122

REGISTER 125

WAS IST EIN SYMPTOM?

In der Medizin bedeutet **Symptom** ein Zeichen, das auf eine Krankheit oder eine krankhafte Störung hinweist.
Dieses Zeichen kann **subjektiv** sein, das heißt nur vom Kranken selbst wahrnehmbar, wie zum Beispiel Durst, Schmerz usw., oder **objektiv,** das heißt genau messbar und erfassbar, wie Fieber, Ausschlag oder Lymphknotenschwellungen. Es liegt auf der Hand, dass subjektive Symptome, weil sie für den anderen nicht oder nur indirekt wahrnehmbar sind (z. B. vermehrtes Trinken bei gesteigertem Durst), schwieriger einzuordnen sind als objektive Krankheitszeichen. Zudem ist der Schweregrad eines subjektiven Symptoms häufig nur annähernd zu bestimmen, während ein objektives Symptom, wie zum Beispiel Fieber, ganz exakt erfasst werden kann.
Als **Leitsymptom** bezeichnet man ein Symptom, das einer bestimmten Krankheit deutlich zugeordnet werden kann. So ist beispielsweise die plötzlich auftretende Lähmung einer Körperseite das Leitsymptom eines Schlaganfalls.
Ein **Syndrom** ist eine krankheitstypische Kombination von Symptomen. Beispiel: Die häufig vorkommende Kombination von Übergewicht, Bluthochdruck, Zuckerkrankheit und Fettstoffwechselstörung wird metabolisches Syndrom genannt.

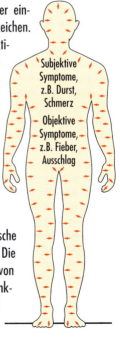

Subjektive Symptome, z.B. Durst, Schmerz

Objektive Symptome, z.B. Fieber, Ausschlag

SUBJEKTIVE UND OBJEKTIVE SYMPTOME

Subjektive Symptome

Subjektive Symptome sind keineswegs zweitrangig, nur weil man sie nicht messen kann. Das Gegenteil ist der Fall. Häufig sind sie bei einer Krankheit die wichtigste Reaktion unseres Körpers und führen am sichersten zur einer richtigen Diagnose. Um sie zu erfassen, bedarf es eines genauen und gründlichen »in sich Hineinhörens«. Man muss sich der vom Körper ausgesandten Symptome bewusst werden und sie einordnen. Dabei ist es von Vorteil, sich in einem Gespräch mit einem geduldigen Zuhörer die vermeintlichen Symptome noch einmal vor Augen zu führen. Der Zuhörer nimmt damit eine indirekte Verantwortung für die Gesundheit des anderen auf sich und sollte daher auf jeden Fall Folgendes beachten:

Um ein subjektives Symptom richtig zu erfassen und einzuordnen, sind drei Dinge unerlässlich:
- Geduld
- Zeit
- Einfühlungsvermögen

Ein Beispiel: Mit der Aussage »Ich habe Bauchschmerzen« ist kaum eine richtige Diagnose zu stellen. Das subjektive Symptom muss genauer »eingekreist« werden:

Wo sind die Schmerzen (Oberbauch, Unterbauch, links, rechts, diffus usw.)?

Wie sind die Schmerzen (brennend, drückend, bohrend, an- und abschwellend)?

Seit wann bestehen sie?

Wie stark sind sie?

Was hilft gegen die Schmerzen? Ruhig liegen oder herumlaufen? Werden die Schmerzen durch Essen gelindert oder verstärken sie sich?

Objektive Symptome

Objektive Symptome sollten bei der Konsultation eines Arztes möglichst genau erfasst und gemessen werden. Dies ist aus folgenden Gründen wichtig:

1. Die Diagnose wird erleichtert. Ein »Ausschlag am Oberkörper« ist vieldeutig, ein »bläschenförmiger Ausschlag, der streng halbseitig am Oberkörper verläuft«, spricht mit hoher Wahrscheinlichkeit für eine Gürtelrose (Herpes zoster).
2. Die Verlaufsbeurteilung wird erleichtert (z. B. Fieberverlauf).

DEUTUNG VON SYMPTOMEN

Der Laie wird anhand eines oder mehrerer Symptome allenfalls eine Verdachtsdiagnose stellen können. Mehr ist in der Regel auch nicht erforderlich. Im Gegenteil, nicht jeder Arzt wird sich über den Anruf freuen: »Bitte kommen Sie gleich, unser Hans-Peter hat eine rechtsseitige Nierensteinkolik!« Viel lieber ist ihm eine möglichst exakte Symptomschilderung, aus der er bereits eine vorläufige Diagnose stellen kann.

Wichtig ist es vor allem zu versuchen, die Gefährlichkeit eines Symptoms einzuschätzen, denn Alarmsymptome erfordern selbstverständlich die sofortige Hinzuziehung eines Arztes. Nicht jedes bedrohliche Symptom tritt dramatisch in Erscheinung. So ist beispielsweise eine flüchtige, nur wenige Minuten anhaltende Sprachstörung

(Wortfindungsstörung) bei einem älteren Menschen ein absolutes Alarmsymptom, weil es das erste Anzeichen eines Schlaganfalls sein könnte. Deshalb werden in diesem Büchlein bedrohliche Symptome mit dem Hinweis Alarmsymptom versehen.

WAS WILL DIESER RATGEBER?

Zunächst: Was will dieser Ratgeber nicht? Er will auf keinen Fall ärztlichen Rat und Hilfe ersetzen und Sie im Schnellkurs zum eigenen Hausarzt machen! Dies wäre ein gefährlicher Ehrgeiz. Bedenken Sie, es gibt schätzungsweise 30 000 Krankheitsbilder und Syndrome. Die Krankheitsbilder, die einem Allgemeinarzt oder Internisten tagtäglich vor Augen kommen, belaufen sich auch schon auf mehrere hundert.

Dieser kleine Ratgeber soll Ihnen vielmehr eine Hilfestellung bei Fragen geben, die erfahrungsgemäß bei allen Krankheitssymptomen auftauchen:

- Worum könnte es sich aller Wahrscheinlichkeit nach handeln? Dabei gilt die alte Faustregel: Häufige Krankheiten sind häufig und seltene sind selten. In einem oft schmerzhaften Lernprozess muss sich fast jeder angehende Mediziner diese Regel einprägen, denn die Neigung, mit dem frisch erworbenen Wissen die ausgefallenste Diagnose zu stellen, ist beträchtlich.
- Handelt es sich um ein gefährliches Symptom oder sogar um ein Alarmsymptom?
- Muss ich den Arzt hinzuziehen, und wenn ja, wie rasch?
- Was kann der Patient selbst, was können die Angehörigen zur Linderung tun? Und was oft viel wichtiger ist: Was sollten Sie bei welchen Symptomen auf keinen Fall tun (z. B. einem Bewusstlosen Flüssigkeiten einflößen)?

Der eigentliche Zweck dieses kleinen Ratgebers ist nicht die lückenlose Aufzählung aller möglichen Ursachen von Symptomen. Vielmehr sollen dem medizinischen Laien eindeutige Hinweise auf gefährliche Krankheitssymptome (Alarmsymptome) oder gar auf eine Notfallsituation an die Hand gegeben werden.

DER OPTIMALE UMGANG MIT DIESER FIBEL

Erste Regel: Ruhe bewahren und Ruhe ausströmen! Es ist wenig hilfreich, vielleicht sogar gefährlich, hektisch ein vermeintliches Symptom zu diagnostizieren, hastig darüber nachzulesen und zu falschen Schlüssen zu kommen. Es können ja vielleicht noch andere Krankheitszeichen vorliegen, die weniger im Vordergrund stehen, für die Deutung aber viel wichtiger sind.
Die Trennung nach subjektiven und objektiven Symptomen und die möglichst genaue Erfassung werden Ihnen hier weiterhelfen.
Es genügt, wenn Sie zu einer wahrscheinlichen Diagnose kommen. Kein Mensch erwartet von Ihnen eine Blitzdiagnose, da diese den Blick für das Wesentliche gefährlich einengen können.

Zweite Regel: Werten Sie Alarmsymptome als absolutes Muss zu sofortigem, vernünftigem Handeln.

Dritte Regel: Ziehen Sie im Zweifelsfall immer den Arzt hinzu! Das Falsche zu unterlassen kann unter Umständen wichtiger sein, als sich auf Biegen und Brechen als hilfreicher Samariter zu betätigen.
Schließlich noch ein kleiner Tipp: Der Ratgeber »Die Patientenfibel – Alle Laborwerte von A–Z«, der in dieser Reihe bereits erschienen ist, kann eine sinnvolle Ergänzung für den vorliegenden Ratgeber darstellen.

WICHTIGE SUBJEKTIVE SYMPTOME

SCHMERZEN

Schmerz ist eines der häufigsten Krankheitssymptome. Im Gegensatz zu chronischen, das heißt lang anhaltenden und immer wieder auftretenden Schmerzen, bedürfen akute Schmerzen, die plötzlich auftreten, einer raschen Abklärung. Bei chronischen Schmerzen spielen individuelle Faktoren, soziales Umfeld und Phänomene der Schmerzverarbeitung eine große Rolle. Aus dem chronischen Schmerz kann schließlich eine eigenständige »Schmerzkrankheit« entstehen.

Die Schmerzwahrnehmung kann individuell außerordentlich stark variieren. Sie ist von der jeweiligen Situation abhängig, in der sich der leidende Mensch gerade befindet. Es ist zum Beispiel bekannt, dass selbst schwere Verwundungen im Krieg von den Soldaten häufig zunächst überhaupt nicht bemerkt werden.

Bei der Beurteilung der Schmerzintensität kann der Versuch einer halbwegs objektiven Einschätzung weiterhelfen. Versuchen Sie sich eine Skala von Null bis Zehn vorzustellen: Null bedeutet schmerzfrei, fünf mittelschwerer Schmerz, zehn unerträglicher Schmerz. Solch eine Einteilung ermöglicht es, den Schweregrad in Relation zu setzen und dadurch eventuell genauer anzugeben.

Da Schmerzen eines der wichtigsten Warnsignale des Körpers sind, sollte man ihnen auf den Grund gehen und sie nicht mit Medikamenten betäuben oder aus Angst vor einer unerfreulichen Diagnose einfach ignorieren.

Kopfschmerzen

Kopfschmerzen sind ein sehr häufiges, meist aber harmloses Symptom, dem außerordentlich unterschiedliche Ursachen zugrunde liegen können.
Daher ist vor allem beim chronischen Kopfschmerz die Abklärung manchmal selbst für den Spezialisten (Neurologe, Internist, Orthopäde, Augen- und Zahnarzt) schwierig.

Halbseitige Kopfschmerzen:
Migräne,
Trigeminus-
neuralgie,
HNO,
Zahn

Spannungskopfschmerzen: Eine der häufigsten Kopfschmerzursachen sind Verspannungen der Nackenmuskulatur, die sich vom Hinterkopf aus bandartig oder diffus (»wie ein Helm«) über den Schädel ausbreiten. Häufige Auslöser und Verstärker sind privater oder beruflicher Stress.

Ein **hoher Blutdruck** kann zu chronischen und vor allem morgendlichen Kopfschmerzen führen.

Analgetikakopfschmerzen: Zu wenig beachtet wird der chronische Missbrauch von Kopfschmerzmitteln als Kopfschmerzursache, vor allem bei Frauen im mittleren Lebensalter. Hier liegt ein echter Teufelskreis vor. Neben der Tablettensucht (bis zu zwanzig Tabletten und mehr pro Tag) sind die Patienten durch chronische Nierenschäden und Tumore der ableitenden Harnwege und der Blase gefährdet. Eine Entzugsbehandlung, die ein kontrolliertes vollständiges Absetzen der Schmerzmittel auf Dauer zum Ziel hat, ist dringend geboten.

Migräne: Der häufigste anfallartig und rezidivierend (wiederkehrend) auftretende Kopfschmerz ist die Migräne. Typische Migränesymptome sind:

- wenige Minuten bis zu einer Stunde vor Kopfschmerzbeginn Sehstörungen mit Augenflimmern, gefolgt von Gesichtsfeldausfällen (so genannte Aura)
- halbseitiger, pulsierender, Stunden bis zu zwei Tage anhaltender Kopfschmerz
- Licht- und Geräuschüberempfindlichkeit
- Übelkeit, Erbrechen

Alle Spielarten sind möglich. Häufige Auslöser sind Alkohol, bestimmte Speisen, Stressbe-, aber auch -entlastung (Wochenende).

Akuter Glaukomanfall (Glaukom = grüner Star): Akuter Kopfschmerz älterer Menschen mit Übelkeit, Erbrechen und Sehstörungen (Nebelsehen, Sehen farbiger Ringe) mit stark erhöhtem Augeninnendruck. Alarmsymptom!

Trigeminusneuralgie: Sehr starke, einschießende, einseitige Schmerzen von Sekundendauer im Gesichtsbereich älterer Menschen lassen an eine Trigeminusneuralgie denken. Typische Auslöser: Kauen, Niesen, Sprechen, Zähneputzen. Neurologische Abklärung und Behandlung sind dringend erforderlich.

Subarachnoidalblutung: Aus anscheinend voller Gesundheit vorwiegend bei jüngeren Menschen auftretende heftige bis rasende Kopfschmerzen mit Übelkeit, Nackensteifigkeit und Bewusstseinsstörungen können auf einer Subarachnoidalblutung beruhen. Hier tritt eine Blutung aus einer geplatzten Aussackung (Aneurysma) eines Hirngefäßes unter die so genannte Spinngewebshaut des Gehirns auf. Alarmsymptom (neurochirurgischer Notfall!).

Akute Hirnhautentzündung: Heftige Kopfschmerzen mit massiver Nackensteifigkeit, Übelkeit, Erbrechen, Licht- und Lärmempfindlichkeit, die sich ausgehend von einem fieberhaften Infekt entwickeln, sind dringend verdächtig auf eine akute Meningitis, also eine akute Hirnhautentzündung, durch die vor allem Kinder und jüngere Menschen gefährdet sind. Alarmsymptom!

Übersicht Kopfschmerzen

- **Spannungskopfschmerz:** häufigste Kopfschmerzform
- **Analgetikakopfschmerz:** Kopfschmerzen durch Schmerzmittelmissbrauch
- Kopfschmerz bei **Bluthochdruck:** meistens am Morgen
- **Migräne:** anfallartig, streng halbseitig, Sehstörungen (Augenflimmern), Übelkeit, Erbrechen
- **Akuter Glaukomanfall** (Augeninnendruckerhöhung): Sehstörungen (Nebelsehen) – Alarmsymptom!
- **Trigeminusneuralgie:** heftiger, einschießender, einseitiger Gesichtsschmerz
- **Hirngefäßblutung:** akuter heftiger Kopfschmerz mit Nackensteifigkeit – Alarmsymptom!
- **Akute Hirnhautentzündung** (Meningitis): heftige Kopfschmerzen, Nackensteifigkeit, Übelkeit sowie Erbrechen und Fieber – Alarmsymptom!

Wichtige Fachärzte und Untersuchungen zur Abklärung von Kopfschmerzen

- Neurologe/Internist
- Augenarzt (Glaukomanfall)

- Hals-Nasen-Ohrenarzt (Nasennebenhöhlen, Mittelohr)
- Zahnarzt
- Röntgen, Computertomographie, Kernspintomographie (vor allem bei Verdacht auf Hirngefäßblutung oder Hirnhautentzündung)
- Lumbalpunktion: Entnahme von Rückenmarksflüssigkeit bei Verdacht auf Hirnblutung oder Hirnhautentzündung

Schmerzen im Brustkorb

Bei akuten Schmerzen im Brustkorb denken fast alle Menschen zunächst an einen **Herzinfarkt.** Nicht zu Unrecht, denn Herzinfarkte sind heutzutage vor allem bei Männern ab 50 Jahren, zunehmend aber auch bei Frauen, keine seltene und im Prinzip immer eine lebensgefährliche Krankheit.

Alarmsymptome, die auf einen **Herzinfarkt** hinweisen können, sind:
- Schmerzen, Druck, Brennen hinter dem Brustbein
- Ausstrahlung der Schmerzen in die Arme (links mehr als rechts), zum Hals, in den Oberbauch (vor allem bei Herzhinterwandinfarkt: Verwechslung mit Magengeschwür möglich)
- »Reifengefühl« um die Brust
- Schweißausbruch
- Atemnot
- Blutdruckabfall, Kreislaufschock

Der Brustschmerz beim akuten Herzinfarkt ist in der Regel heftig und nur in Ausnahmefällen einmal leichter (z. B. bei Zuckerkranken). Er wird als extrem stark und lebensbedrohlich empfunden. Typisch ist außerdem, dass die Anwendung eines Nitroglycerinpräparats oder eines ähnlichen stickstoffhaltigen Medikaments, sei es in Form von Tabletten, Kapseln oder hochwirksamem Nitrospray, beim Herzinfarkt keine Erleichterung bringt.

Ergibt sich der Verdacht auf einen Herzinfarkt, muss der Notarzt sofort verständigt und der Patient umgehend in die Klinik eingewiesen werden. Es besteht Lebensgefahr!
Jede Minute zählt, da die Behandlungsergebnisse umso günstiger sind, je früher mit einer Fibrinolyse begonnen werden kann.
Bis zum Eintreffen des Notarztes sollte sich der Patient hinlegen und **absolute körperliche Ruhe** bewahren.

Der Herzinfarkt entsteht durch den akuten Verschluss eines Herzkranzgefäßes durch ein Blutgerinnsel (Thrombus). Die Herzmuskulatur, die von diesem Herzkranzgefäß mit Blut und Sauerstoff versorgt wurde, stirbt wegen des akuten Sauerstoffmangels innerhalb kürzester Zeit ab. Die vom Infarkt betroffene Herzmuskulatur wird später in Narbengewebe umgewandelt. Ungünstig ist es, wenn es im Infarktbereich zu einer Aussackung der Herzwand (= Aneurysma) kommt. In der Akutphase des Herzinfarktes sind die Patienten vor allem durch lebensgefährliche Herzrhythmusstörungen und/oder Versagen der linken Herzkammer bedroht.

Fieber

Herzschmerz
(ausstrahlend)

Atemnot

Schock
Blässe
Blutdruckabfall
Schweiß

15

Der Arzt kann die Diagnose mit nahezu absoluter Sicherheit aus den typischen EKG-Veränderungen und dem Anstieg so genannter »Herzenzyme« im Blut (CK, CK-MB, GOT und LDH) stellen.

Was geschieht in der Klinik? Der Patient muss auf einer Intensivstation für zwei bis drei Tage behandelt und überwacht werden. Mit Schmerz- und Beruhigungsmitteln wird versucht, rasch Beschwerdefreiheit zu erzielen. Falls möglich, wird mittels blutgerinnselauflösenden Medikamenten (z. B. Streptokinase) versucht, den Thrombus im Herzkranzgefäß aufzulösen (Fibrinolysebehandlung). Ferner werden blutgerinnungshemmende Medikamente (Heparin), Nitrate und eventuell Betablocker verabreicht. Die Fibrinolysebehandlung hat die Prognose des akuten Herzinfarktes deutlich verbessert. Mehr als 90 % der in der Klinik behandelten Patienten überleben heute den akuten Herzinfarkt.

Nach dem Herzinfarkt wird in der Regel in einer Spezialklinik ein drei- bis vierwöchiges Rehabilitationsverfahren durchgeführt. Eine Herzkatheteruntersuchung ist meistens sinnvoll. Sie zeigt Lokalisation und Ausmaß der Herzkranzveränderungen und gibt den Ausschlag dafür, bei welchem Patienten eine Bypass-Operation sinnvoll erscheint.

Angina pectoris: Der Angina-Pectoris-Anfall (»Brustenge«), der auf einer akuten, aber vorübergehenden Minderdurchblutung der Herzkranzgefäße beruht, unterscheidet sich vom akuten Herzinfarkt durch folgende Symptome:

- drückende, beengende, brennende Schmerzen hinter dem Brustbein mit Ausstrahlung in den Arm, Oberbauch, Rücken oder Kiefer (oftmals als Zahnschmerz fehlgedeutet)
- Auslösung durch körperliche Belastung, Angst, Aufregung, Kälte, reichliche Mahlzeiten

- Schmerzen halten nie länger als maximal 30 Minuten an und reagieren meist innerhalb von ein bis drei Minuten auf Nitropräparate (Nitrokapsel, -spray), werden also deutlich schwächer oder verschwinden ganz

Bei der Schilderung der Herzbeschwerden legen die Patienten häufig die geballte Faust auf das Brustbein oder zeigen einen vom Hals zum Oberbauch reichenden Streifen (»Krawattensymptom«).

Lungenembolie: Eine Lungenembolie geht ebenfalls mit akuten Schmerzen im Brustkorb, meist hinter dem Brustbein, einher. Lungenembolie bedeutet, dass ein Blutgerinnsel aus den Bein- oder Beckenvenen mit dem Blutstrom in den Lungenkreislauf gelangt und die Lungenstrombahn teilweise, manchmal sogar vollständig verlegt. Die Folge ist, dass die Lunge nur noch ungenügend durchblutet wird und zu wenig Sauerstoff in den Kreislauf gelangt.

Da sich dieses Geschehen innerhalb von Sekunden ereignet, treten die Symptome der Lungenembolie schlagartig (»wie ein Blitz«) auf. Obwohl die Symptome denen des Herzinfarkts ähneln, gibt es jedoch einige spezielle Unterschiede:

- Die Schmerzen sind oft nicht so heftig wie beim Infarkt und strahlen meistens nicht aus.
- Die Lungenembolie geht immer mit starker Atemnot einher. Die Patienten weisen eine gesteigerte »maschinenhafte« Atmung auf.
- Es kommt rasch zum Kreislaufkollaps.
- Oft, aber nicht immer, sind Zeichen einer Thrombose der Beinvenen (Schwellung, Schmerzen eines Beines) vorhanden.
- Die Lungenembolie tritt bei erhöhter Thromboseneigung auf: nach Operationen (vor allem im Bauchraum), Entbindungen oder längerer Bettlägerigkeit.

Da Lungenembolien innerhalb von Minuten oder wenigen Stunden zum Tode führen können, besteht akute Lebensgefahr! Alarmsymptom!

Unter häuslichen Bedingungen kann man lediglich versuchen, den Patienten zu beruhigen und dafür zu sorgen, dass er eine absolute Ruhelage bis zum Klinikabtransport einhält. Falls verfügbar, kann Sauerstoff verabreicht werden.

Brustfellentzündung: Einseitige atemabhängige Schmerzen in der Brust sind bei der Brustfellentzündung typisch, vor allem zu Beginn. Sie treten öfters auch bei **Lungenentzündungen** (Pneumonien) auf. Wegen der heftigen Schmerzen beim Atmen versucht der Patient die betroffene Lungenseite möglichst wenig zu betätigen. Daraus kann eine typische einseitige »Schonatmung« resultieren.

Pneumothorax: Akute atemabhängige einseitige Schmerzen verbunden mit Hustenreiz und Luftnot sind die führenden Symptome eines Pneumothorax (»Luftbrust«). Durch einen Riss oder ein anderes Leck in dem der Lunge anliegenden Rippenfellblatt tritt Luft in den Rippenfellraum ein, und die Lunge der betroffenen Seite fällt teilweise oder vollständig in sich zusammen. Der »Pneu« kann aus voller Gesundheit oder nach starkem Pressen auftreten. Häufig betroffen sind jüngere, meist schlanke Menschen. Bei älteren Patienten kann eine chronische Bronchitis oder eine Lungenblähung (Lungenemphysem) Ursache sein. Durch ständiges Nachströmen von Luft in den Brustfellraum kann es zum lebensbedrohlichen Spannungspneumothorax kommen. Beim Pneumothorax ist immer eine Krankenhausbehandlung erforderlich (Absaugen der Luft aus dem Brustfellraum, seltener operativer Verschluss des Lecks im Brustfell). Alarmsymptom!

Akute Herzbeutelentzündung (Perikarditis): Auch die akute Herzbeutelentzündung (Perikarditis) kann Schmerzen hinter dem Brustbein hervorrufen. Oft besteht gleichzeitig Fieber. Nitro-Präparate helfen im Gegensatz zur Angina pectoris nicht. Die Abgrenzung zum Herzinfarkt kann schwierig sein.

Aortendissektion: Ein dramatisches, lebensbedrohliches Ereignis mit schweren Brustschmerzen und Kreislaufschock ist die Dissektion eines Aortenaneurysmas im Brustraum. Wenn die Wand der Hauptschlagader (Aorta) im Brustkorb durch eine Arterienverkalkung (Arteriosklerose) eine umschriebene Ausbuchtung (Aneurysma) entwickelt, kann in diesem Bereich die Gefäßwand einreißen. Blut wühlt sich in die verschiedenen Blutgefäßwandschichten, schließlich kann das Aneurysma einreißen, und der Patient verblutet praktisch in den Brustkorb hinein. Betroffen sind meistens ältere Menschen mit allgemeiner Arterienverkalkung. Alarmsymptom! Eine Operation kann den Patienten unter Umständen retten.

Interkostalneuralgie: Gürtelförmige, meist bewegungsabhängige Schmerzen im Brustkorbbereich können eine relativ harmlose Ursache haben: Durch Bandscheibenschäden kommt es zu einer Irritation der zwischen den Rippen verlaufenden Nerven (Interkostalneuralgie).

Refluxösophagitis: Brennende Schmerzen (wie »Sodbrennen«) im unteren Brustbeinbereich, besonders nach den Mahlzeiten, dem Trinken kohlensäurehaltiger Getränke (typisch: Mineralwasser, Sekt), nach dem Bücken und im Liegen können bei einer Entzündung des unteren Speiseröhrenanteils (Refluxösophagitis) durch zurückströmenden sauren Magensaft bedingt sein. Das Trinken von Milch oder die Einnahme säurebindender Medikamente führt rasch zu einer (meist kurzfristigen) Beschwerdelinderung. Die Diagnose wird durch eine Speiseröhren- und Magenspiegelung gesichert (Gastroskopie).

Funktionelle Herzschmerzen: Sehr lästig, aber ungefährlich sind so genannte funktionelle Herzschmerzen (»Herzneurose«). Die meist jungen Patienten klagen über immer wiederkehrende Herzbeschwerden, Herzrasen, Herzdruck, Herzstiche, meistens verbunden mit Angst (Todesangst), Panik und Luftnot (»Reifengefühl« um die Brust). Sie streben immer wieder erneute Herz-Kreislauf-Untersuchungen an, auch wenn diese regelmäßig keinen krankhaften Befund ergeben, wandern von Arzt zu Arzt und sind überzeugt, ernsthaft herzkrank zu sein. Die Behandlung (Gesprächstherapie etc.) kann schwierig sein. Auf keinen Fall sollten Beruhigungsmittel oder Psychopharmaka über längere Zeit eingenommen werden (Gefahr der Abhängigkeit). Als Faustregel kann jedoch gelten, dass Herz-»Stiche« so gut wie nie auf eine ernsthafte Herzerkrankungen hinweisen.

Übersicht:
Krankheitsbilder, die zu Schmerzen im Brustkorb führen können

- **Herzinfarkt:** vernichtender, zum Hals, in die Arme oder den Oberbauch ausstrahlender Schmerz von mehr als 30 Minuten Dauer, kein Ansprechen auf Nitro-Präparate
- **Angina pectoris:** Schmerzen wie beim Herzinfarkt, aber niemals länger als eine halbe Stunde, prompte Besserung nach Verabreichung von Nitropräparaten
- **Lungenembolie:** plötzliche, nicht ausstrahlende Schmerzen hinter dem Brustbein mit starker Luftnot, Kreislaufkollaps, Beinvenenthrombose tritt häufig gleichzeitig auf

- **Rippenfellentzündung:** einseitige, atemabhängige Brustschmerzen mit oder ohne Luftnot
- **Lungenentzündung:** Symptome wie Brustfellentzündung und »Schonatmung«
- **Pneumothorax:** akute einseitige Schmerzen, Hustenreiz und Luftnot
- **akute Herzbeutelentzündung:** Schmerzen hinter dem Brustbein, oft mit Fieber verbunden
- **Aortendissektion:** Einreißen der Brustschlagader, schwerste Schmerzen, Kreislaufschock, meist ältere Menschen betreffend
- **Interkostalneuralgie:** reifenförmige, meist bewegungsabhängige Schmerzen, harmlos
- **Refluxösophagitis:** brennende Schmerzen, wie Sodbrennen, besonders nach Mahlzeiten, kohlensäurehaltigen Getränken, nach dem Bücken und Liegen
- **funktionelle Herzschmerzen** (»Herzneurose«): Herzstiche, Herzrasen, verbunden mit Angst oder Panik, Luftnot, organisch kein krankhafter Befund, sehr lästig, da immer wiederkehrend, aber ungefährlich

Schmerzen im Bauchraum (»Leibschmerzen«)

Schmerzen im Bauchraum können außerordentlich viele Ursachen haben, so dass die Diagnose auch für den sehr erfahrenen Arzt große Schwierigkeiten bereiten kann. Oft ermöglichen selbst eine sorgfältige Befragung des Patienten (Anamnese-Erhebung) und die gründliche körperliche Untersuchung alleine noch keine sichere Diagnosestellung. Die Spiegelung von Speiseröhre, Magen oder Darm, Röntgen- und/oder Ultraschalluntersuchungen sowie Blut- und Urinproben sind häufig unverzichtbar. Um wenigstens eine grobe Orientierung zu ermöglichen, soll zwischen akuten und chronischen Leibschmerzen unterschieden und herausgestellt werden, wann vermutlich ein Notfall vorliegt.

Ein Problem bei der Lokalisation des erkrankten Bauchorgans ist die häufige Ausstrahlung der Schmerzen in andere Körperregionen:

- Magenschmerzen können hinter das Brustbein, zur Herzgegend oder in den Brustkorb sowie in den Rücken ausstrahlen.
- Gallenblasen- und Leberprozesse können in die (rechte) Schulter ausstrahlen.
- Andererseits können von der Wirbelsäule in den Bauch einstrahlende Schmerzen an einen Befund im Bauchraum denken lassen.

Sehr wichtig zur Differenzierung sind Auftreten und Verhalten von Schmerzen:

- **Perforation:** Der Durchbruch (Perforation) von Hohlorganen (Magen, Gallenblase, Darm) führt schlagartig zu einem heftigen Schmerz, der innerhalb kürzerer Zeit deutlich nachlassen kann, um dann allmählich wieder anzusteigen und immer stärker zu werden. Die Patienten verhalten sich ängstlich-gespannt.
- **Koliken** (Nieren- oder Gallensteine, Verengung oder Verschluss des Darms) sind an- und abschwellende, wehenartige Schmerzen, die periodisch ganz verschwinden können. Die Patienten sind unruhig, wälzen sich im Bett hin und her oder »tigern« auf und ab. Oft bestehen Übelkeit und Erbrechen. Ist die Ursache der Kolik beseitigt (z. B. Abgang des Nierensteins), sind die Schmerzen häufig wie weggefegt.
- **Entzündungen** im Bauchraum wie z. B. Blinddarm-, Gallenblasen-, Darm- oder Eierstockentzündungen bewirken einen Dauerschmerz mit zunehmender Tendenz. Im Gegensatz zur Kolik vermeiden die Patienten ängstlich jede Bewegung und liegen meist reglos-angespannt im Bett.
- **Peritonitis:** Sind die Bauchdecken berührungsempfindlich und führt das Eindrücken und Loslassen zur Schmerzverstärkung

(»Loslassschmerz«), so muss an eine Bauchfellentzündung (Peritonitis) gedacht werden.

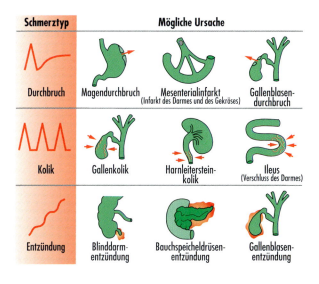

Akute Leibschmerzen

Im Folgenden werden die wichtigsten akuten Krankheitsbilder, die mit Leibschmerzen einhergehen, kurz dargestellt.

Ein **akutes Abdomen** (»akuter Bauch«) ist die Kombination von
- Leibschmerzen
- Bauchfellentzündung (Peritonitis) und
- Kreislaufschock

Akutes Abdomen bedeutet immer Alarmsymptom!

Häufige Ursachen des akuten Abdomens (»akuter Bauch«)

- akute Blinddarmentzündung (Appendizitis)
- akute Gallenblasenentzündung (Cholezystitis)
- Darmverschluss (Ileus)
- Durchbruch (Perforation) von Magen, Gallenblase oder Darm
- akute Bauchspeicheldrüsenentzündung (Pankreatitis)
- akute gynäkologische Erkrankungen
- akute Durchblutungsstörungen des Darms (ältere Menschen)

Akute Blinddarmentzündung (Appendizitis): Sie entsteht durch eine bakterielle Entzündung des Wurmfortsatzes (Appendix), die sich auf das umgebende Bauchfell ausbreitet (Peritonitis). Der Durchbruch (Perforation) des Wurmfortsatzes führt zur diffusen Peritonitis.

Symptome und Verlauf:
- Beginn mit diffusen, oft zunächst im Oberbauch (!) lokalisierten Schmerzen, Übelkeit, Erbrechen, auch Durchfall (Verwechslung mit akutem Brech-Durchfall!).
- Danach Schmerzlokalisation im rechten Unterbauch. Typischer Druckschmerzpunkt ist der McBurney Punkt; er befindet sich auf einer gedachten Linie zwischen Nabel und oberer Darmbeinkante im äußeren Drittel. Typischer Loslassschmerz!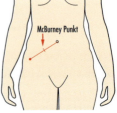
- Fieber bis 39 °C (Differenz zwischen Messwert im Mastdarm und unter der Achsel beträgt über 1 °C).
- Schmerzverstärkung, wenn der Patient im Liegen das gestreckte rechte Bein gegen einen Widerstand zu heben versucht.

- Perforation ruft einen »hellen«, exakt lokalisierbaren Schmerz hervor.
- Wärmen, z. B. mit Heizkissen oder Wärmflasche, verstärkt die Schmerzen!

Magen- und Zwölffingerdarmgeschwür: Nicht wenige (meist ältere) Menschen sind trotz eines Geschwürs beschwerdefrei, andere klagen über Magenschmerzen, obwohl kein krankhafter Befund festzustellen ist.
Typische Symptome sind:
- nagende, brennende oder drückende Magenschmerzen, vor allem bei leerem Magen
- Schmerzen sofort oder ein bis drei Stunden nach dem Essen (Früh- bzw. Spätschmerz)
- nächtliche Magenschmerzen
- rasche Linderung durch Milch oder säurebindende Medikamente
Man spricht auch von den »drei N« der Ulkuskrankheit (Geschwürkrankheit): Nüchternschmerz, Nachschmerz, Nachtschmerz. Der Durchbruch eines Geschwürs führt schlagartig zu heftigsten, dann abnehmenden, sich aber rasch wieder verstärkenden diffusen Bauchschmerzen. Alarmsymptom!

Akute Divertikulitis des Dickdarms: Divertikel sind Wandausstülpungen, beispielsweise des Dickdarms, der Harnblase oder Speiseröhre. Dickdarmdivertikel finden sich bei 40 % aller über Sechzigjährigen. Beschwerden bereiten sie im Allgemeinen erst, wenn sie sich entzünden. Dann spricht man von einer Divertikulitis. Typische Symptome sind:
- Schmerzen im linken Unterbauch, ähnlich wie bei einer Blinddarmentzündung (»Links-Appendizitis«)
- Fieber, oft Verstopfung

- eventuell Zeichen einer Blutvergiftung (Sepsis): hohes Fieber, Schüttelfrost, Kreislaufschwäche
- bei Perforation von Divertikeln: Zeichen der umschriebenen oder diffusen Bauchfellentzündung – Alarmsymptom!

Gallenkolik: Zur Gallenkolik kommt es, wenn Gallensteine (Cholelithiasis) den Abfluss der Galle behindern. Eine Gallenblasenentzündung (Cholezystitis), wie auch Gallenblasenkrebs entwickeln sich praktisch nur in einer steinhaltigen Gallenblase. Gallensteine findet man bei etwa 15 % der Bevölkerung, d. h. bei ca. 11 Millionen Bundesbürgern. Erfreulicherweise leiden nur 25 % von ihnen unter Beschwerden wie Koliken, Entzündung oder Gelbsucht. Die 75 % beschwerdefreien »Besitzer« von Gallensteinen heißen im Gegensatz zu den Gallensteinkranken Gallensteinträger.
Typische Symptome einer Gallenkolik sind:
- massive kolikartige rechtsseitige Oberbauchschmerzen mit Ausstrahlung zum Rücken oder zur rechten Schulter
- Übelkeit, Erbrechen
- Fieber deutet auf eine Gallenblasenentzündung hin.
- Gelbsucht kann bei einem steinbedingten Verschluss des Gallenganges (Ductus choledochus) auftreten.

Die gesamte Symptomatik klingt oft erst nach zwei bis drei Tagen völlig ab. Bei Zeichen der Perforation liegt ein Alarmsymptom vor.

Akute Bauchspeicheldrüsenentzündung (Akute Pankreatitis): Eine akute Bauchspeicheldrüsenentzündung hat zwei Hauptursachen:
- Erkrankungen der Gallenblase und -wege
- Alkoholeinwirkung

Daneben gibt es eine Vielzahl seltener Ursachen (Steine der Bauchspeicheldrüse, Kalziumstoffwechselstörungen, Medikamente etc.).

Direkter Auslöser ist oft eine überreichliche Mahlzeit in Verbindung mit viel Alkohol (Häufung an Feiertagen).

Typische Symptome sind:

- heftige, brennende, im linken und mittleren Oberbauch lokalisierte Schmerzen, aber auch Ausstrahlung in den rechten Oberbauch oder in die linke Schulter
- Übelkeit, Erbrechen, Blähbauch
- Fieber
- in schweren Fällen Gelbsucht, Darmlähmung, Nieren- und Atemversagen – Alarmsymptom!

Mehr oder minder heftige **Oberbauchschmerzen** können auch durch nicht im Bauchraum lokalisierte Krankheitsprozesse bedingt sein:

- Angina pectoris
- Herzinfarkt
- Lungen- und Rippenfellentzündung
- Herzbeutelentzündung

Chronische Leibschmerzen

Chronische oder rezidivierende (wiederkehrende) Schmerzen in Oberbauch, Unterbauch oder Flanken können folgende Ursachen haben:

Oberbauch:
- Speiseröhrenentzündung (Refluxösophagitis)
- Reizmagen
- Magen- und Zwölffingerdarmgeschwüre
- Magentumore
- Gallenblasen und -gangserkrankungen

27

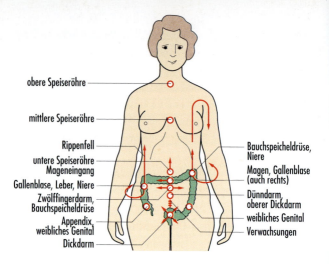

- Reizdarm
- chronische Darmentzündungen (Colitis, Ileitis)
- Divertikel
- Verwachsungen

Unterbauch:

- chronische Darmentzündungen (Colitis, Ileitis)
- Divertikel, Divertikulitis
- Darmtumore
- Verwachsungen
- Reizdarm
- gynäkologische Erkrankungen (Entzündungen von Eierstöcken oder Eileitern, Eierstockszysten, Eileiterschwangerschaft)

Flankenschmerzen:

- Nieren- oder Harnleitersteine
- Nierenbeckenentzündung
- Aufstau der Nieren
- Zystennieren (nicht Einzelzysten!)

- Leistenbrüche
- Wirbelsäulen bedingte Beschwerden

ATEMNOT/LUFTNOT (DYSPNOE)

Atemnot ist das subjektive Gefühl, zu wenig Luft zu bekommen (»Luftnot«, »Lufthunger«), aber auch das Gefühl, die Luft nicht richtig aus den Lungen herauszubekommen (typisch für Asthma und Lungenblähung/Lungenemphysem). Vom Schweregrad her kann dieses Gefühl von leichter Luftknappheit bis zum Erstickungsgefühl reichen. Da die Atmung Grundlage unseres Lebens ist, führt schwere Atemnot verständlicherweise häufig zu Angst, Panik oder dem Gefühl der Lebensbedrohung.

Zur richtigen Einordnung der Atemnot sind folgende Punkte wichtig:

- Handelt es sich um eine akut aufgetretene oder chronische Atemnot?
- Ist die Atemnot erstmalig oder schon öfter aufgetreten?
- Liegt Atemnot erst bei körperlicher Belastung oder schon im Ruhezustand vor (Belastungs-/Ruhedyspnoe)?
- Bessert sich die Luftnot im Sitzen und verstärkt sich im Liegen?
- Geht die Atemnot mit Husten, Auswurf, Brustschmerzen, Bluthusten oder Fieber einher?

**Übersicht über Krankheitsbilder,
die häufig mit Atemnot einhergehen**

Herzkrankheiten:
- akute oder chronische Herzschwäche (Herzinsuffizienz)
- Lungenstauung, Lungenödem
- Herzklappenfehler

Erkrankungen der Lungen und Bronchien:

- Asthma
- chronische Bronchitis, Lungenemphysem (Lungenblähung)
- Lungenembolie
- Lungen- und Rippenfellentzündung
- Lungentumore (Lungenkrebs im fortgeschrittenen Stadium)
- Pneumothorax
- Lungengerüsterkrankungen (Lungenfibrosen, sehr selten)

Sonstige Erkrankungen:

- schwere Blutarmut
- Deformitäten des Brustkorbs und der Wirbelsäule (»Buckel«, Kyphose)
- nervöse Atmungsstörungen (»Atemneurose«)
- Stoffwechselstörungen (z. B. Zuckerkoma)

Zeitliches Auftreten (akut/chronisch) und Begleiterscheinungen der Atemnot erlauben bereits eine gute Orientierung:

Plötzlich einsetzende Atemnot:

- Asthmaanfall
- Herzinfarkt
- akute Herzschwäche
- Lungenembolie
- Lungenstauung/-ödem
- Pneumothorax

Chronische Atemnot:

- Herzfehler
- chronische Herzschwäche
- Lungentumore

- Lungengerüsterkrankungen
- Brustkorbdeformierung

Atemnot mit keuchender und/oder pfeifender Atmung:
- Asthma
- chronische Bronchitis
- Lungenemphysem

Atemnot mit Husten:
- Asthma
- Bronchitis
- Lungen-/Rippenfellentzündung
- Lungenkrebs
- Lungentuberkulose

Einige wichtige und häufige Krankheitsbilder, die mit Atemnot einhergehen, sollen hier genauer besprochen werden:

Herzschwäche
(Herzleistungsschwäche, Herzinsuffizienz)

Herzschwäche bedeutet, dass das Herz weniger Blut und damit weniger Sauerstoff in den Kreislauf befördert, als in der jeweiligen Situation benötigt wird.

Akute Herzschwäche (Akute Herzinsuffizienz): Eine akute Herzinsuffizienz kann durch ein akutes Ereignis auftreten, z. B. durch einen frischen Herzinfarkt oder weil sich eine chronische Herzinsuffizienz aktuell verschlimmert. Die akute Herzschwäche betrifft meistens die linke Herzkammer. Blutflüssigkeit staut sich in den Lungen. Dies führt zur Lungenstauung. Bei einer massiven Lungenstauung sprechen wir von einem Lungenödem. Auslöser können starke Anstrengungen, ein Blutdruckanstieg oder übermäßige Flüssigkeitszufuhr (besonders am Abend) sein. Die Symptome des Lungenödems treten häufig in der Nacht auf:

- starke bis extreme Atemnot (Erstickungsgefühl)
- zum Teil reichlich schaumiger Auswurf
- mögliche Blauverfärbung von Haut und Schleimhäuten
- Die Patienten können kaum flach liegen. Die Zahl der benötigten Kopfkissen ist fast ein Gradmesser für die Schwere der Lungenstauung. Alarmsymptom!

Der Arzt muss sofort verständigt werden. Wichtige Sofortmaßnahmen:

- Der Patient sollte aufrecht sitzen und sich nicht hinlegen.
- Sauerstoff kann, wenn möglich, zusätzlich verabreicht werden.
- Ist der Blutdruck normal oder erhöht, sind zwei Hübe aus einem Nitro-Spray meistens hilfreich.

Zur Vorbeugung gelten die gleichen Verhaltensmaßnahmen wie bei der chronischen Herzinsuffizienz.

Chronische Herzschwäche (Chronische Herzinsuffizienz):
Typische Symptome sind:

- Atemnot, verstärkt im Liegen und unter körperlicher Belastung
- Leistungsschwäche und Müdigkeit
- Schwellungen der Beine (Ödeme)
- Blauverfärbung von Haut und Schleimhäuten
- manchmal unregelmäßiger, beschleunigter Puls
- erhöhter Blutdruck (bei chronischer Bluthochdruckkrankheit)
- Angina pectoris (Herzkranzgefäßerkrankung, Zustand nach Herzinfarkt)

Der Arzt sichert die Diagnose durch Auskultation (Abhören) und Perkussion (Beklopfen) von Herz und Lungen, Blutdruckmessung, EKG,

Röntgenthoraxaufnahme und Echokardiographie (Ultraschalluntersuchung des Herzens).

Wichtige Verhaltensmaßnahmen bei chronischer Herzinsuffizienz:

- korrekte Einnahme der verordneten Medikamente (Digitalis, ACE-Hemmer, Wassertabletten, Hochdruckmittel)
- vorgeschriebene Trinkmenge (meist maximal 1,5–1,8 Liter pro Tag) nicht überschreiten, auch nicht im Alter!
- günstige körperliche Belastungen (je nach Schwere der Herzinsuffizienz): Spazieren gehen, Rad fahren, Schwimmen
- ungünstig: jede Tätigkeit mit starker Muskelanspannung (Heben, Tragen, Stemmen, viele Formen der Gartenarbeit)
- ausreichender Schlaf, Mittagsruhe (ca. eine halbe Stunde)

Asthma (Asthma bronchiale)

Asthma ist eine Erkrankung mit anfallsweise auftretender Atemnot. Ursache der Atemnot ist eine Verengung vor allem der kleinen Bronchien (Bronchialobstruktion). Diese Verengung hat drei wesentliche Ursachen:

- Die Bronchien verkrampfen sich.
- Die Schleimhaut der Bronchien schwillt durch Entzündung und Ödeme an.
- Innerhalb der Bronchien-Lichtung sammelt sich zäher, schlecht abhustbarer Schleim.

Typisch sind nächtliche Atemnotanfälle (meist gegen vier Uhr morgens), die häufig mit trockenem Husten beginnen: Der Patient »hustet sich in die Luftnot hinein«. In frühen Asthma-Stadien kann nächtlicher Reizhusten das einzige Symptom sein. Nicht selten wird dann fälschlicherweise die Diagnose »Bronchitis« gestellt; allerdings spricht der Asthma-Husten auf übliche Hustenmittel schlecht an. Bei langjährigem Asthma kann der Anfallscharakter allmählich verloren gehen, und es entwickelt sich ein »Dauerasthma«, das dann schwer von einer chronischen Bronchitis oder einer Lungenblähung unterschieden werden kann. Statt von Status asthmaticus spricht man heute besser von schwerem Asthmaanfall. Typische Symptome sind:

- deutliche bis hochgradige Atemnot (Erstickungsgefühl). Dabei ist die Ausatmung gegenüber der Einatmung deutlich verlängert: Die »Luft will nicht aus der Lunge hinaus«.
- Die Atmung geht mit pfeifenden und giemenden Geräuschen einher.
- Es wird ein zäher, oft fadenziehender Schleim unter Mühe abgehustet.
- Der Puls ist meistens beschleunigt (über hundert Schläge pro Minute).
- Die Patienten sind blass und schwitzen, sie sitzen meistens aufrecht.
- Eine Blauverfärbung der Haut und Schleimhaut (Zyanose) kann, aber muss nicht vorhanden sein.

Häufige Auslöser eines Asthmaanfalls sind:

- Infekte der Atemwege
- die massive Einwirkung von Allergenen (Pollen, Hausstaub, Schimmelpilze) oder Luftschadstoffen
- die Unterbrechung einer notwendigen Asthmabehandlung (sehr häufig!)

> Merksatz: Asthma ist eine chronische Krankheit und bedarf daher in den meisten Fällen einer kontinuierlichen Langzeitbehandlung!

Ein Asthmaanfall kündigt sich häufig durch vermehrten Husten, gesteigerten Medikamentebedarf, Unruhe und Schlafstörungen an. Was können Sie selbst bei einem schweren Asthmaanfall tun?

- Benachrichtigen Sie (oder Ihre Angehörigen) Ihren behandelnden Arzt oder den Notarzt.
- Vermeiden Sie jede zusätzliche Hektik oder Aufregung. Falls Sie schon länger an Asthma leiden, sollten Sie immer Ihre Notfallmedikamente sowie die wichtigsten Telefonnummern (Arzt, Notarzt, Krankenhaus) parat haben.
- Nehmen Sie die beste Sitzposition ein: auseinandergestellte Beine, Oberkörper locker nach vorn gebeugt, die Ellbogen auf die Oberschenkel stützen (»Kutschersitz«).
- Falls ein Sauerstoffgerät verfügbar ist: etwa zwei Liter Sauerstoff pro Minute über eine Sauerstoffbrille einatmen.
- Versuchen Sie mit »halber Kraft« und nicht extrem stark zu husten.
- Atmen Sie durch die Nase ein und durch die gespitzten Lippen (»Lippenbremse«) aus.
- Nehmen Sie Ihr bronchienerweiterndes Dosier-Aerosol (»Pümpchen«) zwei- bis viermal, jedoch nicht häufiger, eventuell zusätzlich theophyllinhaltige Tropfen.

> Devise: Rufen Sie bei einem schweren Asthmaanfall sofort ärztliche Hilfe, aber verzweifeln Sie nicht!
> Ein schwerer Asthmaanfall ist immer ein Alarmsymptom!

DURST

Durst ist das Gefühl, ausgetrocknet zu sein (Mund und Rachen), verbunden mit dem Bedürfnis, Flüssigkeit zu sich zu nehmen. Dem Durstgefühl liegt meistens ein Flüssigkeitsmangel zu Grunde. Allerdings können auch schon ein trockener Mund oder psychologischer Stimulus (Bierreklame im Fernsehen) Durst auslösen.

Wir können zwischen natürlichen (z. B. starkes Schwitzen nach dem Sport) und krankhaften Ursachen von Durst unterscheiden.
Symptome von starker Austrocknung und von Flüssigkeitsmangel sind:

- trockene, schlaffe, faltige Haut
- trockene Zunge
- eingesunkene Augen
- Bei Säuglingen ist die weiche Stelle auf dem Kopf (Fontanelle) eingesunken.
- Besonders bei älteren Menschen kann es zu Verwirrtheit, Apathie und Fieber (Durstfieber) kommen.

Ursachen eines Flüssigkeitsmangels können sein:
Verminderte Flüssigkeitszufuhr:
- intensives Dursten
- starkes Erbrechen
- Unfähigkeit zu trinken (Bewusstseinsstörungen, Schlaganfall)
- Erkrankungen von Speiseröhre oder Magen

Starke Flüssigkeitsverluste:
- starkes Schwitzen
- starker Durchfall
- entwässernde Medikamente (Diuretika)
- Blutverluste nach außen
- Blutverluste nach innen (z. B. blutendes Magen-Darmgeschwür)

Alle diese Ursachen (bis auf innere Blutungen) sind in der Regel leicht zu erkennen.

Die praktisch wichtigste Ursache von länger anhaltendem Durst, vor allem bei älteren Menschen, ist die Zuckerkrankheit **(Diabetes mellitus).**

Erklärung: Der Körper versucht bei hohen Blutzuckerwerten durch vermehrte Flüssigkeitszufuhr, das Blut zu »verdünnen« und damit den überhöhten Blutzuckerspiegel zu senken sowie durch vermehrte Urinausscheidung Zucker (Glukose) aus dem Körper zu entfernen. Beides führt zu starkem Durst.

Typische Zeichen eines nicht erkannten oder schlecht eingestellten Diabetes mellitus sind:
- starker Durst
- große Trinkmengen (Polydipsie)
- vermehrte Urinausscheidung (Polyurie)
- Mattigkeit
- Gewichtsverlust
- Juckreiz
- Neigung zu Hautinfektionen, Furunkulose

Die Diagnose wird durch die erhöhten Blut- und Urinzuckerwerte sowie den über 7,8 % erhöhten HbA1-Wert gestellt. Der HbA1-Wert spiegelt die durchschnittlichen Blutzuckwerte der vorhergegangenen vier bis sechs Wochen wider.

Weitere Ursachen von Durst können sein:
- Kaliummangel
- chronische Niereninsuffizienz
- Überfunktion der Nebenschilddrüse
- Schädigung der Hirnanhangsdrüse (Hypophyse), die zu dem sehr seltenen Diabetes insipidus führt (hat nichts mit Diabetes mellitus zu tun)
- bestimmte Medikamente (Diuretika, Antidepressiva, Psychopharmaka, Lithiumkarbonat)

APPETITSTÖRUNGEN

Appetitstörung bedeutet, dass die über den Appetit gesteuerte Nahrungsaufnahme nicht dem tatsächlichen Nahrungsbedarf entspricht. Man unterscheidet:

- Zustände mit vermindertem Appetit (Appetitmangel)
- Zustände mit gesteigertem Appetit

Essstörungen

Als Essstörung wird ein meist seelisch bedingtes abnormes Essverhalten bezeichnet. Typische Essstörungen sind Magersucht (Anorexia nervosa) oder Fress-Brechsucht (Bulimie).

Die **Magersucht** (Anorexia nervosa) beginnt meist in der Pubertät und führt häufig zu einem Körpergewicht von unter 40 kg. Die Patienten fasten zwanghaft, bis sich eine extreme, nicht selten lebensbedrohliche Gewichtsabnahme einstellt. Die Gewichtsabnahme wird außer durch Fasten und Diät auch durch provoziertes Erbrechen und Abführmittel erzwungen. Das Krankheitsbild wird heute zunehmend auch bei jungen Männern beobachtet.

Die **Fress-Brechsucht** (Bulimie) ist gekennzeichnet durch einen Wechsel von »Fressattacken« mit Erbrechen und/oder Fasten.
Die (psychotherapeutische) Behandlung beider Essstörungen, vor allem der Magersucht, ist sehr schwierig.

Appetitmangel

Appetitmangel kann durch organische Ursachen (z. B. Tumore) oder seelisch (z. B. Depressionen) bedingt sein. Appetitmangel ist eine häufige, aber oft auch rasch vorübergehende Begleiterscheinung vieler Erkrankungen.

Bei länger anhaltender Appetitlosigkeit sollte man, gerade bei älteren Menschen, vor allem an einen Tumor denken. Tumorpatienten haben häufig nicht nur keinen Appetit, sondern auch einen ausgesprochenen Widerwillen gegen bestimmte Speisen, vor allem Fleisch und Wurstwaren, während Süßes noch am ehesten vertragen wird.

Eine gar nicht seltene Ursache eines Appetitmangels sind Medikamente als Folge einer nicht korrekten Einnahme. Klassisch ist eine ausgeprägte Appetitlosigkeit mit starker Übelkeit durch Digitalispräparate (Einnahme 3 x 1 täglich statt der korrekten Verordnung 1 x 1).

Ursachen für Appetitmangel

- schwere Allgemeinkrankheiten
- Tumore (vor allem Magen, Darm, Gallenwege, Bauchspeicheldrüse, Leber)
- Lebererkrankungen: Hepatitis, Leberzirrhose (Leberschrumpfung)
- chronische Nierenerkrankungen, besonders mit Nierenleistungsschwäche
- Schilddrüsenunterfunktion
- Medikamente: Digitalis, Opiate, Antibiotika, Zytostatika (zur Tumorbehandlung eingesetzte Medikamente)
- neurologische Erkrankungen: Depressionen, Stress, Morbus Alzheimer, Anorexia nervosa
- Nikotinmissbrauch
- Alkoholismus (vor allem morgens)

Findet sich eine unüberwindliche Appetitlosigkeit ohne organische Ursache, muss immer an eine Depression gedacht werden, besonders, wenn gleichzeitig so genannte -losigkeits-Symptome bestehen, wie zum Beispiel Antriebslosigkeit, Schlaflosigkeit, Mutlosigkeit, Hoffnungslosigkeit, Sinnlosigkeit etc. Depressionen gehören zu den häufig nicht rechtzeitig erkannten Krankheiten, unter denen die Patienten erheblich leiden, die aber gut zu behandeln sind!

Gesteigerter Appetit, Heißhunger

Diabetes: Bei Zuckerkranken ist Heißhunger verbunden mit Schwäche, Herzklopfen, Zittern und Schweißausbruch das typische Zeichen eines zu niedrigen Blutzuckerspiegels, der so genannten Unterzuckerung (Hypoglykämie). Ausgeprägte Unterzuckerungen führen zu Benommenheit, Verwirrtheit und schließlich zur Bewusstlosigkeit (hypoglykämisches Koma). Ursache ist meistens eine (relative) Überdosierung mit Insulin oder Tabletten gegen Zuckerkrankheit (orale Antidiabetika). Neben Fehlern in der Dosierung kann ungewohnte schwere körperliche Arbeit oder das Auslassen einer Mahlzeit, obwohl schon Insulin gespritzt wurde, zur Hypoglykämie führen. Die Einnahme von Traubenzucker oder die Injektion von Glukose (30–50 ml 40-prozentiger Glukose) behebt diesen Zustand in kürzester Zeit.

Schilddrüsenüberfunktionen (Hyperthyreose) gehen häufig mit gesteigertem Appetit einher. Trotz deutlich erhöhter Nahrungszufuhr können die Patienten aber wegen des stark erhöhten Energiebedarfs abnehmen. Bei alten Menschen wird dann oft an einen Tumor und erst zuletzt an eine Schilddrüsenüberfunktion gedacht. Weitere Zeichen einer Schilddrüsenüberfunktion sind Schilddrüsenvergrößerung (Struma), Unruhe, Zittern, Schlaflosigkeit und Durchfälle.

Ursachen von Heißhunger

- Unterzuckerung (Hypoglykämie), z. B. durch eine Überdosis Insulin, Tabletten gegen Zuckerkrankheit oder längeres Fasten
- Schilddrüsenüberfunktion
- Bulimie
- manische Psychosen (psychiatrische Erkrankungen mit gestörtem Realitätsbezug und Erregtheit)
- Hirnerkrankungen (Tumor, Verletzungen)

ANTRIEBSSTÖRUNGEN, MÜDIGKEIT

Antrieb ist der einem Menschen eigene Schwung oder Elan, der zwar nicht immer gleich, aber über die Dauer gesehen relativ konstant ist und der einen Teil seiner Persönlichkeit ausmacht.

Antriebsstörungen, die eine natürliche Ursache erkennen lassen (ungewohnte körperliche Belastungen, schwierige oder kritische Lebensphasen), sollen hier nicht besprochen werden. Vielmehr geht es um mangelnden Antrieb und/oder Müdigkeit und Abgeschlagenheit, die vom Patienten selbst oder von seiner Umgebung als abnorm wahrgenommen werden.

Eine große Gruppe bilden Antriebsstörungen mit psychischer (seelischer) Ursache. Immer ist dabei an eine **Depression** zu denken. 20 % der Frauen und 10 % der Männer machen im Laufe des Lebens eine Depression durch. Ihre Kernsymptome sind:

- Antriebs- und Schwunglosigkeit
- traurige Verstimmung
- Angst
- Appetitstörungen, Interesselosigkeit

- starke Schlafstörungen
- Suizidgedanken

Oft gehen Depressionen mit organisch nicht erklärbaren körperlichen Symptomen wie Kopf-, Herzbeschwerden oder (Unter-)Bauchbeschwerden einher. Diese können so im Vordergrund stehen, dass die Depression als Ursache übersehen wird. Da Depressionen mit einem schweren Leidensdruck und einer hohen Selbstmordgefährdung einhergehen, ist ihre Erkennung und Behandlung (gute Erfolge!) dringend erforderlich. Ärztliche Behandlung ist unerlässlich. Der Kranke ist nicht in der Lage, sich selbst »am Schopf« aus seinem Tief herauszuziehen! Diese Unfähigkeit ist geradezu ein typisches Symptom der Depression. Folgende, meist gut gemeinte Verhaltensweisen der Angehörigen oder der Umgebung sind völlig untauglich: Schulterklopf- und Zusammenreiß-Appelle, Ausreden der Beschwerden, Ablenkungsversuche, Empfehlung zu Reisen.

Weitere seelische sowie organische Ursachen von Antriebsstörungen sind in den folgenden Tabellen aufgeführt.

Seelische Ursachen von Antriebsstörungen

- Depressionen
- Demenz (intellektueller und Persönlichkeitsabbau)
- beginnende Alzheimersche Krankheit
- Psychosen (z. B. Schizophrenie)
- Abhängigkeit (Drogen, Alkohol)

Organische Ursachen länger anhaltender Antriebsstörungen

- Tumore
- Herzinsuffizienz

- Blutarmut
- Schilddrüsenerkrankungen
- Chronische Nierenerkrankungen
- Chronische Infektionen (HIV-Infektion, Tuberkulose)
- Vitaminmangelzustände
- Medikamente

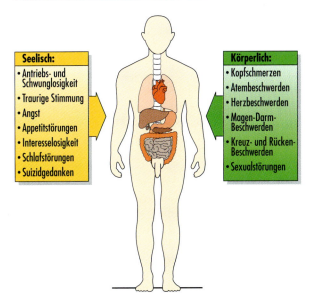

Medikamente: Viele Langzeitmedikamente können zu Müdigkeit führen: starke Schmerzmittel, Schlafmittel, Tranquilizer, Anti-Parkinsonmittel, Hochdruckmittel (Betablocker, Reserpin), Antihistaminika, Zytostatika (Medikamente zur Tumorbehandlung).

Fieber: Chronische Müdigkeit und Abgeschlagenheit mit Fieber sollten an folgende Erkrankungen denken lassen:

- chronische Infektionen (HIV, Tuberkulose)
- rheumatoide Arthritis (Polyarthritis) und andere Erkrankungen aus dem rheumatischen Formenkreis
- Endokarditis lenta (schwelende Herzinnenhautentzündung durch Streptokokken-Infektion)
- Tumore, Blutkrankheiten

Chronic fatigue-Syndrom (CFS): Das CFS ist ein nicht ganz unumstrittenes Krankheitsbild. Es wird angenommen, wenn folgende Symptome vorliegen:
- eine über mehr als sechs Monate anhaltende, durch Bettruhe nicht zu behebende Müdigkeit
- die durchschnittlichen täglichen Aktivitäten sind um mehr als die Hälfte reduziert
- die Müdigkeit ist auf keine körperlichen oder seelischen Ursachen zurückzuführen

SCHLAFSTÖRUNGEN

»Schlechter Schlaf« ist ein häufig beklagtes Symptom. Mindestens 10 % der Bevölkerung leiden an chronischen Schlafstörungen. Ein Neugeborenes schläft 16 bis 18 Stunden am Tag. Junge Erwachsene sind 16 bis 17 Stunden wach und schlafen sieben bis acht Stunden. Viele ältere Menschen kommen mit fünf bis sechs Stunden Schlaf aus. Der individuelle Schlafbedarf ist sehr unterschiedlich. Allgemein gilt: Wenn wir körperlich und geistig ausgeruht und erfrischt aufwachen, haben wir genügend geschlafen.

Viele Schlafstörungen haben eine leicht erkennbare Ursache:
- Sorgen
- »Überdrehtsein« durch freudige oder ungewohnte Ereignisse

- Kaffee oder andere stimulierende Substanzen
- ungewohnte Umgebung
- Zeitverschiebung (jet-lag)

Durchschlafstörungen mit Früherwachen, gedrückter Stimmung und sorgenvollen Gedanken kommen besonders bei **Depressionen** vor und sind ein Kernsymptom, das die Patienten zur Verzweiflung treiben kann: Obwohl sie todmüde und zerschlagen sind, finden sie keinen ausreichenden Schlaf. Früherwachen ist auch bei Alkoholabhängigkeit ein häufiges Phänomen.

Schlaf-Apnoe-Syndrom (SAP): Unüberwindbare Schlafanfälle am Tage (Autofahren!) sind immer ein ernsthaftes Zeichen. Hauptursache ist das Schlaf-Apnoe-Syndrom (SAP): Es ist eine Koordinationsstörung zwischen Schlaf und Atmung. Während des Schlafes kommt es zu gehäuften Atemstillständen (Apnoe = Atemstillstand) über mindestens zehn Sekunden Dauer. Die Atemstillstände gehen mit Sauerstoffmangel, Herzrhythmusstörungen und Blutdruckanstieg einher. Betroffen sind häufig übergewichtige Menschen (besonders Männer). In der Bundesrepublik leiden mindestens 200 000 Männer an einem SAP. Typische Symptome sind:
- lautes Schnarchen
- mehr als fünf Apnoe-Phasen pro Stunde Schlaf
- unruhiger, nicht erholsamer Schlaf
- übermäßige Schlafneigung am Tage, Schlafanfälle

Die Verdachtsdiagnose stellt meistens der (durch das Schnarchen zur Verzweiflung getriebene) Bettpartner. Die Diagnosesicherung erfolgt in einem Schlaflabor. Wichtige Maßnahmen bei SAP sind: abends keinen Alkohol, keine Schlafmittel, Gewichtsreduktion. Häufig ist eine nächtliche Maskenbeatmung mit Überdruck erforderlich (so genannte CPAP-Beatmung = continuous positive airway pressure). Die

Behandlung ist wichtig, weil diese Patienten durch Herzrhythmusstörungen, Bluthochdruck, Schlaganfall sowie Atem- und Herzfunktionsstörungen gefährdet sind.

Ursachen von Schlafstörungen

- äußere Anlässe (Umgebung, Sorgen, Zeitverschiebung usw.)
- Schlaf-Apnoe-Syndrom
- nächtliche Atemnot (Asthma, Herzkrankheiten)
- Depressionen
- Angsterkrankungen
- Alkohol- und Schlafmittelmissbrauch
- Aufputschmittel
- Schlafstörungen im Alter
- Demenz

Tipps gegen Schlafstörungen:
- Wichtig: Probleme, die zu Schlafstörungen führen, erkennen und am Tag zu lösen versuchen
- ab dem späten Nachmittag kein Koffein zu sich nehmen
- abends keine schwerverdaulichen Speisen und keinen Alkohol zu sich nehmen
- in einem gut belüfteten, nicht beheizten Zimmer schlafen
- das persönliche »Schlafritual« (Auskleiden, Hygiene etc.) einhalten
- nur vorübergehend (wenige Tage) leichtes Beruhigungsmittel (Baldrian!) einnehmen
- statt sich lange herumzuwälzen, lieber aufstehen und sich bis zum Müdewerden betätigen (leichte Lektüre, Schreibarbeiten); Devise: lieber eine halbe Stunde bügeln, statt eine Stunde wachliegen

SCHWINDEL

Schwindel ist kein eigenes Krankheitsbild, sondern ein Syndrom, bei dem Gleichgewichtsstörungen im Vordergrund stehen. Der Symptomkomplex Schwindel umfasst häufig die folgenden Erscheinungen:

- Gleichgewichtsstörungen
- Nystagmus
- Schwanken des Körpers bei Bewegungen (Ataxie)
- Übelkeit, Erbrechen

Nystagmus bedeutet, dass sich die Augen unwillkürlich horizontal bewegen, und zwar langsam in eine Richtung und dann schnell in die Gegenrichtung. Wenn wir einen Reisenden im fahrenden Zug sehen, der die vorüberziehende Landschaft betrachtet, können wir an dessen Augenbewegungen einen natürlich auftretenden Nystagmus beobachten (Eisenbahnnystagmus).

Ein anhaltender Nystagmus macht es erforderlich, ernsthafte Schädigungen an Innenohr, Hirnnerven, Gehirn und Kleinhirn auszuschließen (u. a. auch einen so genannten Kleinhirnbrückenwinkeltumor = Akustikusneurinom).

Schwindel kann durch sehr viele Komponenten verursacht werden: Augen, Innenohr, Hirnnerven, Hirn- und Kleinhirnstrukturen. Dementsprechend ist die Abklärung häufig schwierig. Sehr wichtig sind die Angaben des Patienten (Anamnese!). Diese erlauben bereits häufig eine Verdachtsdiagnose:

- **Schwankgefühl:** Patient muss sich festhalten oder hinsetzen: Durchblutungsstörungen im Gehirn, besonders im Alter
- **Drehschwindel:** (»Karussellfahren«) mit Übelkeit und Erbrechen: Innenohr, Hirnnerven, Menière'sche Krankheit

- **Unsicherheit beim Gehen:** breitbeiniger »Seemannsgang«: Kleinhirnerkrankung, Nervenschädigung der Beine (Polyneuropathie), Parkinsonsche Krankheit
- **plötzliches Stürzen** ohne Bewusstseinsverlust: (»Boden wie unter den Füssen weggezogen«): Durchblutungsstörungen der basalen Hirnanteile, so genannte »drop attacks«
- Schwindel bei **raschem Aufstehen:** niedriger Blutdruck
- Schwindel in Abhängigkeit von **Kopfdrehungen:** Durchblutungsstörungen im Hirnstammbereich

Wichtig ist es, bei länger anhaltendem Schwindel auch an die Auslösung durch **Medikamente** zu denken:
- Tranquilizer und Schlafmittel
- Schmerzmittel
- Antidepressiva
- blutdrucksenkende Medikamente (Betablocker u. v. a.)
- Medikamente gegen Glaukom (Grüner Star)

Bei der Ersteinnahme können fast alle Medikamente zu Schwindel führen, der sich aber in den meisten Fällen rasch wieder gibt.

Menière'sche Krankheit: Sie führt zu anfallsweisem oder dauerhaftem Drehschwindel, verbunden mit Ohrgeräuschen, Hörstörungen, Nystagmus, Fallneigung, Übelkeit und Erbrechen. Auslöser ist meistens eine Flüssigkeitsvermehrung im so genannten Labyrinth des Innenohres (Labyrinthhydrops). Diagnose durch den HNO-Arzt (Audiometrie = elektroakustische Hörprüfung).

Seelische Ursachen: Schwankschwindel verbunden mit Angst kann auch seelische Ursachen haben. Häufig tritt er in bestimmten Situationen auf, beim Durchqueren leerer Räume, auf Brücken oder in hohen Gebäuden. Auf dem Symptom Höhenangst hat Alfred

Hitchcock seinen berühmten Film »Vertigo« (Aus dem Reich der Toten, 1958) aufgebaut.

Eine Abklärung der Schwindelursache kann umfangreiche Untersuchungen erforderlich machen:
- Internist
- Neurologe
- HNO-Arzt
- Augenarzt
- Audiometrie
- Doppler-Ultraschall-Untersuchung der hirnversorgenden Arterien
- EEG
- Computertomographie oder Kernspintomographie des Schädels
- ferner AEP (akustisch evozierte Potentiale)
- ENG (Elektronystagmographie)

WICHTIGE OBJEKTIVE SYMPTOME

FIEBER

Fieber ist eines der wichtigsten objektiven Leitsymptome! Es gibt hunderte von Krankheitsbildern und Zuständen mit Fieber. Erfreulicherweise ist Fieber in den meisten Fällen die Begleiterscheinung relativ harmloser Erkrankungen wie Grippe oder Halsentzündung. Aber gerade darin liegt eine besondere Gefahr: Unter dem Etikett »Grippe« oder »fieberhafter Infekt« können sich durchaus (lebens-)gefährliche Krankheiten verbergen. Beispielsweise kann eine Grippe, die nach einem Afrikaaufenthalt auftritt, in Wirklichkeit eine lebensbedrohliche Malariaerkrankung sein!

Vorsicht: Hartnäckiges Fieber ohne typische Zeichen einer Grippe (Husten, Schnupfen, Halsschmerzen) darf nicht als grippaler oder fieberhafter Infekt abgetan werden, sondern bedarf der weiteren Abklärung!

Fieber liegt vor, wenn die rektal (im Mastdarm) unter Ruhebedingungen gemessene Körpertemperatur über 38 °C liegt. Man unterscheidet:

- mäßiges Fieber bei 38 °C – 39 °C
- hohes Fieber bei 39 °C – 40,5 °C
- sehr hohes (hyperpyretisches Fieber) bei Temperaturen über 40,5 °C
- Werte zwischen 37,5 °C – 38 °C nennt man subfebril

Die normale Körpertemperatur, die durch das Wärmezentrum im Zwischenhirn reguliert wird, schwankt rektal zwischen 36,5 °C und 37,5 °C, axillar (in der Achselhöhle gemessen) zwischen 36 °C und 37 °C. Die Messung sollte vorzugsweise oral (im Mund) erfolgen. Bei axillarer Messung muss die Achselhöhle trocken sein. Die rektal-axillare Differenz beträgt im Allgemeinen 0,5 °C, sie ist vergrößert bei Appendizitis und Bauchfellentzündung. Normale und erhöhte Temperaturen erreichen ihr Maximum meist nachmittags, ihr Minimum in den frühen Morgenstunden. Tagesdifferenzen über 1 °C sind pathologisch (krankhaft, abnorm).

Körperliche Bewegung (Bewegungstemperatur) und warme Bäder sowie starke Sonneneinstrahlung erhöhen die Körpertemperatur. Bei Hochleistungssportlern sind unmittelbar nach der sportlichen Betätigung rektale Temperaturen bis 39 °C gemessen worden. Temperaturmessungen nach körperlicher Bewegung können daher falsche Werte ergeben. Bei Frauen muss man berücksichtigen, dass ein bis zwei Tage nach dem Eisprung (Ovulation) die Körpertemperatur um 0,5 °C ansteigt und bis kurz vor der nächsten Menstruation erhöht bleibt.

Fieber führt über eine Steigerung des Stoffwechsels zu einer Erhöhung der Atem- und Pulsfrequenz (um etwa zehn Schläge pro Grad Temperaturanstieg).

Praktisch wichtig ist die Unterscheidung der verschiedenen Fiebertypen:

- **Subfebrile Temperaturen** kommen bei Tuberkulose, Tumoren, Schilddrüsenüberfunktion und vegetativer Fehlsteuerung vor.
- **Intermittierendes Fieber (febris intermittens),** d. h. unterbrochenes Fieber, ist durch große Temperaturdifferenzen mit morgendlichen Werten unter 37 °C gekennzeichnet. Es ist

typisch für die Blutvergiftung (Sepsis), die meistens auf einer Überschwemmung des Organismus mit Eitererregern beruht.

- **Remittierendes Fieber (febris remittens)** liegt bei Tagesdifferenzen bis 2 °C vor, ohne dass normale Temperaturen erreicht werden. Dies ist der häufigste Fiebertyp.
- Von **anhaltendem Fieber (febris continua)** sprechen wir, wenn das Fieber über Tage hoch bleibt und maximal um 1 °C schwankt. Typische Ursachen einer »Kontinua« sind der Typhus und die Miliartuberkulose (Tuberkuloseform mit Aussaat von Tuberkelbakterien im ganzen Körper).
- **Periodisches Fieber** geht mit regelmäßigen periodischen Temperaturveränderungen einher. Bekanntestes Beispiel ist die Malaria mit ihren gesetzmäßig alle 48 Stunden (Malaria tertiana) oder alle 72 Stunden (Malaria quartana) auftretenden Fieberschüben. Die gefährlichste Malariaform, die Malaria tropica, geht nicht mit periodischem Fieber einher.

Beim **Schüttelfrost** wird die normale Körpertemperatur als zu kalt empfunden und mit den entsprechenden Reaktionen beantwortet: Frieren, Verengung der Hautgefäße und Muskelzittern, um mehr Wärme zu bilden. Zu Beginn des Schüttelfrostes ist die Temperatur meist nur wenig erhöht. Im Gegensatz zum Frösteln, das von vielen Kranken bereits als Schüttelfrost bezeichnet wird, ist beim echten Schüttelfrost das Muskelzittern so heftig, dass es nicht unterdrückt und schon bei Berührung des Bettes wahrgenommen werden kann. Häufigste Ursache des Schüttelfrostes ist ein massiver Einbruch von Krankheitserregern in die Blutbahn (Blutvergiftung = Sepsis). Es sind folgende Ausgangsherde möglich:

- Harnwegsinfekte
- Lungenentzündungen
- Herzinnenhautentzündung (Endokarditis)

- Entzündungen der Gallenwege
- gynäkologische Infektionen
- Infekte im HNO-Bereich

> **Vorsicht:** Fieber mit Schüttelfrost, Kopf- und Muskelschmerzen, Leibschmerzen, Übelkeit, Erbrechen und Durchfällen nach Fernreisen (besonders Ostafrika) muss immer den dringenden Verdacht auf eine **Malaria tropica** erwecken. Es besteht akute Lebensgefahr. Alarmsymptom!

Immer noch wird eine Malaria tropica bei Fernreisenden viel zu häufig als Grippe oder als ein grippaler Infekt fehlgedeutet!

Fieberursachen

- Häufigste Ursache des Fiebers sind **Infektionen** mit Bakterien, Viren und Parasiten.
- Aber auch jeder größere **Gewebszerfall** kann durch Resorption des zerstörten Gewebes zu Fieber führen; Fieber beim Herzinfarkt, bei größeren Quetschungen und Blutergüssen wird so erklärbar.
- Bei **bösartigen Geschwülsten,** insbesondere des Magens, der Leber und der Niere, kann »Tumorfieber« auftreten. Bei manchen bösartigen Blutkrankheiten, wie z. B. der Leukämie, ist Fieber eines der Hauptsymptome.
- **Medikamentenunverträglichkeit** kann mit Fieber einhergehen (»Drug fever«).
- **immunologische Reaktionen** (z. B. Impfreaktion)
- Krankheiten aus dem **rheumatischen** Formenkreis
- **Austrocknung** (Exsikkose), besonders bei Kindern und alten Menschen

Mit anderen Worten: Fieber darf nicht reflektorisch mit Infektion gleichgesetzt werden! Infektionen sind zu nur 30–40 % die Ursache von Fieber. Die Kombination von Fieber mit bestimmten anderen Symptomen wie zum Beispiel Durchfällen, Gelbsucht, Gelenkschwellungen etc. muss den Verdacht auf jeweils bestimmte Krankheitsgruppen lenken:

Fieber mit urologischen und gynäkologischen Beschwerden:
- Blasen- oder Harnleiterentzündung (Cystitis, Urethritis)
- Nierenbeckenentzündung (Pyelonephritis)
- Prostataentzündung (Prostatitis)
- Hodenentzündung (schmerzhafte Hodenschwellung)
- Entzündung der Scheide (Kolpitis)
- Eileiter- und Eierstockentzündung (Adnexitis)
- Gonorrhö (Tripper)
- Tumore der Nieren, Harnwege oder Geschlechtsorgane

Fieber mit Durchfall, Erbrechen und/oder Leibschmerzen:
- Infektiöse Darmerkrankungen (Salmonellen, Ruhr, Infektionen mit den Erregern Campylobacter oder Yersinia)
- Appendizitis
- Divertikulitis
- Colitis (Dickdarmentzündung)
- Bauchfellentzündung
- Malaria
- Tumore des Magen-Darm-Traktes
- HIV-Infektion

Fieber mit Gelbsucht und/oder Leibschmerzen:
- alle Hepatitisformen
- Entzündungen der Gallenblase und -wege

- Bauchspeicheldrüsenentzündung (Pankreatitis)
- Leberzirrhose
- Leberabszess
- Tumore der Bauchorgane

Fiebersenkung

Fiebersenkende Mittel, so genannte Antipyretika, wirken über eine verstärkte Wärmeabgabe durch vermehrte Hautdurchblutung und Steigerung der Schweißsekretion. Dabei besteht die Gefahr eines Blutdruckabfalls bis zum Kreislaufkollaps. Bei Kranken, die rasch entfiebern, müssen daher Puls und Blutdruck regelmäßig kontrolliert werden.

Fiebersenkende Medikamente wie Azetylsalizylsäure (z. B. Aspirin), Metamizol (z. B. Novalgin) oder Paracetamol (z. B. ben-u-ron) sollten nur ausnahmsweise gegeben werden, z. B. wenn sehr hohes Fieber vorliegt, das den Patienten stark beeinträchtigt. Fieber stellt bei Infektionskrankheiten einen natürlichen Abwehrvorgang dar! Wird der Fieberverlauf durch fiebersenkende Medikamente »verwischt«, kann oft nicht mehr sicher beurteilt werden, ob die eingeschlagene Behandlung (z. B. Antibiotika) wirksam ist.

Vorsicht: Die Überdosierung von Paracetamol, das in vielen fiebersenkenden Mitteln enthalten ist, kann zu einer schweren Vergiftung mit Leberversagen führen!

Allgemeinmaßnahmen bei Fieber

- leichte Decke, kühle Raumtemperatur (17 °C – 19 °C)
- bei Fieber über 39 °C: Wadenwickel, kühle Abwaschungen, Kühlelemente

- Ernährung: leichte Kost, ausreichend Flüssigkeitszufuhr (2,5 – 3 Liter pro Tag), kühle aber nicht eiskalte Getränke
- Körperpflege: häufige Abwaschungen, gutes Abtrocknen, Wäschewechsel
- falls möglich Kreislaufüberwachung: Puls- und Blutdruckmessung

Untertemperaturen (Hypothermie)
Erniedrigte Körpertemperaturen kommen vor bei:
- Unterkühlung
- Schock
- Schilddrüsenunterfunktion
- im Endstadium auszehrender Krankheiten (Krebs)

GEWICHTSVERÄNDERUNGEN

Für den modernen Menschen spielt sein Körpergewicht eine in früheren Zeiten nie gekannte Rolle. Preiswerte, sehr genaue elektronische Waagen verführen dazu, sich ständig zu wiegen und über die Ursache geringfügiger Gewichtsveränderungen zu grübeln. Meist sind es übergewichtige Menschen, die sich mehrfach am Tage (vor und nach den Mahlzeiten) wiegen.

Berechnung und Bewertung des richtigen Körpergewichtes: Statt der früheren Faustregel Körpergröße in cm minus 100 wird heute der Body Mass Index (BMI) als genauere Messgröße herangezogen.

$$\textbf{Berechnung } \text{des BMI} = \frac{\text{Körpergewicht (kg)}}{\text{Körpergröße}^2 \, (\text{m}^2)}$$

Beispiel: Der BMI eines 70 kg schweren, 1,70 m großen Menschen beträgt:

$$70 : 2,89 = 24,22.$$

Erklärung: Die Zahl 2,89 kommt durch Multiplikation der Körpergröße mit sich selbst zustande (1,7 x 1,7 = 2,89).

Bewertung (in BMI):
- Idealgewicht: 20–22
- Übergewicht (Adipositas): > 27
- Untergewicht: < 20
- Kachexie (Auszehrung): < 18,5

Übergewicht in Schweregraden:
- Adipositas Grad I: BMI > 25 und < 30
- Adipositas Grad II: BMI > 30 und < 40
- Adipositas Grad III: BMI > 40

Übergewicht

In Deutschland ist rund ein Drittel der über Sechzigjährigen übergewichtig. Bei mehr als 95 % beruht das Übergewicht auf einer Überernährung. Aber zum Trost: Heute steht wissenschaftlich fest, dass es tatsächlich gute und schlechte Futterverwerter gibt. Seelische Ursachen einer Überernährung sind nicht selten: Sorgen und Depressionen (»Kummerspeck«), Isolation und Vereinsamung (»Essen, die Sexualität des Alters«).

Übergewicht als Folge einer Krankheit ist daher sehr selten:
- Nebennierenrindenüberfunktion (Cushing'sche Krankheit)
- Schilddrüsenunterfunktion
- Altersdiabetes

- Bulimie
- Erkrankungen des Zwischenhirns (= Hypothalamus, sehr selten)

Medikamente können ebenfalls durch Appetitsteigerung zur Gewichtszunahme führen:
- Kortison (Asthma- und Rheumabehandlung)
- Antidepressiva
- Tranquilizer
- Antibabypille

Tipps für eine gesunde Ernährung: Wunderdiäten gibt es wie Sand am Meer. Fast alle haben irgendeinen Pferdefuß: Sie sind einseitig, nur für kürzere Zeit durchzuhalten, garantieren nicht die notwendige Menge an Vitaminen und Mineralien, sind zu drastisch usw. Die Regeln einer gesunden Ernährung sind einfach. Man hat sie den Mittelmeervölkern abgeschaut, die bekanntlich eine deutlich geringere Quote an arteriosklerosebedingten Herz-Kreislauf-Störungen haben als die Menschen in Mittel- und Nordeuropa. Die so genannte mediterrane Kost ist leicht, bekömmlich und erinnert an Urlaubszeiten in Italien und anderen Mittelmeerregionen. Günstig wirkt auch sie sich freilich nur aus, wenn die Kalorienzahl angemessen ist und wenn sie langfristig eingehalten wird.
Hier die »10 Gebote« der modifizierten mediterranen Kost:

Die 10 Gebote der mediterranen Küche

1. zahlreiche verschiedene Gemüsesorten
2. ausgewählte Getreideprodukte
3. Olivenöl
4. großzügig Gewürze
5. wenig tierische Fette, dafür mehr pflanzliche Öle

6. wenig Fleisch, reichlich Fisch
7. wenig Zucker, eine Vielfalt von Früchten
8. tausend Jahre ungebrochene Tradition
9. endlose Liebe und Zeit zum Kochen
10. eine entspannte Atmosphäre bei Tisch mit Hilfe von Wein, allerdings in Maßen

Gewichtsabnahme

Gewichtsabnahme infolge von Appetitlosigkeit (Widerwillen gegen Speisen) lässt, vor allem bei älteren Menschen, in erster Linie an eine bösartige Erkrankung denken. Die wichtigsten Ursachen einer Gewichtsabnahme sind daher identisch mit den in der Tabelle auf S. 39 aufgeführten Erkrankungen. Während bei Gewichtsverlust fast automatisch an einen Tumor gedacht wird, gibt es einige gar nicht so seltene andere Ursachen, die häufig lange Zeit verkannt werden und die deshalb hier noch einmal erwähnt werden sollen:

- unerkannte Zuckerkrankheit (Diabetes mellitus, Verlust großer Glukosemengen über den Urin, starker Durst!)
- Schilddrüsenüberfunktion (Struma, Unruhe, Herzklopfen, Durchfälle)
- Anorexia nervosa
- Depressionen
- (beginnende) Demenz (Abbau von Intellekt und Persönlichkeit)
- Medikamente (meist mit Übelkeit verbunden): vor allem Digitalispräparate
- Drogen- und Alkoholabhängigkeit

HUSTEN, AUSWURF

Husten ist zunächst ein natürlicher Vorgang, der dazu dient, aus den Bronchien und den Lungen nicht dorthin gehörendes Material (Schleim, Eiter, Fremdkörper, eingeatmete Schadstoffpartikel etc.) wieder nach außen zu befördern. Dies bedeutet auch, dass nicht jeder Husten sofort mit hustendämpfenden Medikamenten zu behandeln ist. Wie wichtig ein gesunder Hustenreflex ist, wird deutlich, wenn man alte oder schwer kranke Menschen sieht, die nicht mehr in der Lage sind abzuhusten: Binnen kurzer Zeit »laufen die Bronchien voll« und der Bronchieninhalt muss abgesaugt werden.

Sputum oder **Auswurf** nennt man die Sekrete des Atemwegstraktes, die abgehustet werden können. Husten ohne Auswurf wird als trocken (unproduktiv), Husten mit Auswurf als feucht (produktiv) bezeichnet.

Der Auswurf kann folgende Beschaffenheit haben:

- **schleimig** (z. B. bei leichter Bronchitis), glasig und fadenziehend (typisch für Asthma bronchiale)
- **eitrig** (eitrige Bronchitis, Lungenentzündung), rein eitrig bei Lungenabszessen (entzündliche Hohlraumbildung in der Lunge)
- **serös:** dünnes, schaumiges, wie geschlagenes Eiweiß aussehendes Sputum in großen Mengen ist typisch für ein Lungenödem
- **blutig:** blutig verfärbter Auswurf wird Hämoptyse genannt, rein blutiges Sputum Hämoptoe

Husten und Auswurf sind recht unspezifische Symptome, da sie bei fast allen Erkrankungen der Atemwege und der Lungen sowie bei vielen Herzerkrankungen vorkommen können.

Die häufigste Ursache von chronischem Husten ist die **chronische Bronchitis.** Sie findet sich ganz überwiegend bei Rauchern. Sie durchläuft innerhalb von Jahren und Jahrzehnten drei Stadien:

- einfache Bronchitis (nur Husten ohne oder mit weißlich-grauem Auswurf, »Raucherhusten«)
- eitrige Bronchitis (dicklich-gelber Auswurf, manchmal Fieber)
- obstruktive Bronchitis (mit Obstruktion = Verengung der Bronchien, deutliche Luftnot)

Trockener, vor allem nächtlicher Auswurf kann das einzige Symptom von **Asthma** sein. Bei einem Asthmaanfall treten häufig während des Ausatmens pfeifende, »schnurrende« (giemende) oder brummende Atemgeräusche auf.

Blutiger Auswurf ist für die meisten Menschen ein alarmierendes Symptom, weil sie sofort an Lungenkrebs denken. Erfreulicherweise steht aber nicht Lungenkrebs an erster Stelle der Ursachen, sondern eine akute oder chronische Bronchitis. Vor allem nach heftigen Hustenattacken können kleinste Blutgefäße in der Bronchialschleimhaut platzen und zu Blutbeimengungen im Auswurf führen. Dennoch:

Jede unklare Blutbeimengung im Auswurf, die länger als zwei Wochen anhält, muss bis zum Beweis des Gegenteils als verdächtig auf Lungenkrebs angesehen werden. Die Spiegelung der Bronchien (Bronchoskopie) ist in solchen Fällen die wichtigste Untersuchungsmaßnahme! Ein unauffälliges Röntgenbild der Lunge schließt einen Tumor nicht mit letzter Sicherheit aus. Selbstbeschwichtigungen (»nur Raucherhusten«) sind ausgesprochen gefährlich!

Ursachen von Blutbeimengungen im Auswurf

- akute und chronische Bronchitis
- Lungenkrebs (Bronchialkarzinom)
- Lungenentzündung (meist mit Fieber)
- verschlucktes Blut bei Blutungen aus Mundhöhle (Zustand nach Zahnziehen!) oder Rachen
- Lungentuberkulose
- Lungenembolie mit Lungeninfarkt
- Lungenödem
- Herzfehler
- Fremdkörper in den Bronchien (Kinder)

Zur Abklärung von Husten und/oder Auswurf dienen neben Perkussion (Abklopfen) und Auskultation (Abhorchen) folgende Untersuchungen:

- Röntgenthoraxaufnahme
- Bronchoskopie
- Computertomographie und Kernspintomographie der Lungen
- Allergietests (Hauttest, RAST)
- Sputum- und Blutuntersuchungen

Liegt ein Erguss im Rippenfellraum (Pleuraerguss) vor, so kann eine Punktion mit nachfolgender Untersuchung des Ergusses (auf Bakterien, Zellen oder Tumorgewebe) weiterhelfen. Lungenfunktionsprüfungen (Spirometrie, so genannte Bodyplethysmographie etc.) sagen zwar etwas über die Leistungsfähigkeit der Atemorgane aus, nicht aber über die zu Grunde liegende Störung.

HERZRHYTHMUSSTÖRUNGEN UND HERZKLOPFEN

Der Gesunde spürt sein Herz und dessen Rhythmus nicht. Aber auch Patienten mit eindeutigen Herzrhythmusstörungen (HRST) nehmen diese nicht immer wahr. Andererseits gibt es Menschen, die glauben, dass ihr Herz »rast«, obwohl es objektiv ruhig und gleichmäßig schlägt. Mit anderen Worten: Die subjektive Wahrnehmung von HRST ist recht unterschiedlich. Vorab eine wichtige – und beruhigende – Regel:

> Der ganz überwiegende Teil der HRST ist harmlos und nicht medikamentös behandlungsbedürftig!

Das schließt nicht aus, dass HRST als lästig und beängstigend empfunden werden können. Schon zu Ihrer Beruhigung ist daher eine Abklärung sinnvoll. Die Zurückhaltung gegenüber Medikamenten zur Behandlung von HRST (sog. Antiarrhythmika) beruht darauf, dass diese nicht immer gut verträglich sind und dass sie selbst HRST auslösen können!

Der **Puls** wird normalerweise mit zwei Fingern, nämlich Zeige- und Mittelfinger, an der Daumenseite des Handgelenks gefühlt. Pulsfühlen mit dem Daumen verrät den Nichtfachmann. Da man dabei die Arteria radialis fühlt, wird er Radialispuls genannt. Pulse können jedoch noch an anderen Körperstellen gefühlt werden.

Der Puls des Gesunden ist fast regelmäßig: Physiologischerweise nimmt nämlich die Pulsfrequenz beim Einatmen etwas zu und beim Ausatmen etwas ab, vor allem bei Kindern und Jugendlichen. Dieses Phänomen wird respiratorische Arrhythmie genannt. Im

Ruhezustand liegt die Pulsfrequenz bei 60–80 Schlägen pro Minute. Unter maximaler körperlicher Belastung kann sie beim gesunden Menschen bis auf 200 Schläge pro Minute ansteigen.

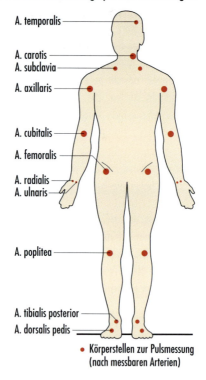

- Körperstellen zur Pulsmessung (nach messbaren Arterien)

Einige wichtige Definitionen:
- **Herzrhythmusstörungen:** Störungen der Herzfrequenz und/oder der Regelmäßigkeit des Herzschlages
- **Tachykardie:** regelmäßige oder unregelmäßige Beschleunigung der Herzfrequenz auf mehr als 100 Schläge pro Minute

- **paroxysmale Tachykardie:** anfallartiges Herzjagen (Frequenzen meist bei 150–200 Schlägen pro Minute)
- **Bradykardie:** regelmäßige oder unregelmäßige (Bradyarrhythmie) Verlangsamung der Herzfrequenz auf weniger als 50 Schläge pro Minute
- **Extrasystolen:** außerhalb des normalen Herzrhythmus einfallende Extraschläge des Herzens
- **Vorhofflimmern:** anfallartige oder anhaltende HRST mit unregelmäßiger Tätigkeit der Herzvorhöfe (deren Frequenz liegt um oder über 300 Schlägen pro Minute), der tastbare Puls ist unregelmäßig, die Pulsfrequenz meist erhöht (kann aber auch normal oder erniedrigt sein)

Wenn Sie Schwierigkeiten haben, eine Rhythmusstörung Ihrem Arzt zu schildern, versuchen Sie es, indem Sie den Rhythmus mit dem Finger auf der Tischplatte »vorklopfen«.

Syndrome bei Herzrhythmusstörungen

Einige Syndrome, die mit Herzrhythmusstörungen einhergehen:

Hyperkinetisches Herzsyndrom: Vor allem bei jüngeren Menschen auftretend. Leitsymptom ist eine Tachykardie im Ruhezustand mit unphysiologisch starkem Anstieg von Puls und Blutdruck unter körperlicher Belastung. Der Motor dreht sozusagen im »Leerlauf zu hoch«. Die Patienten empfinden eine deutliche Einschränkung ihrer körperlichen Leistungsfähigkeit.
Es handelt sich um eine harmlose »funktionelle« Störung, die meist auf geringe Dosen eines Betarezeptorenblockers gut anspricht. Allerdings entwickeln einige Patienten später einen echten Bluthochdruck.

Funktionelle Herzbeschwerden: Sie werden auch als »Herzneurose« oder Da-Costa-Syndrom bezeichnet. Die Beschwerden können sehr lästig sein, sind aber harmlos (»Der Herzneurotiker leidet ein Leben lang, wird aber hundert Jahre alt«).
Typische Symptome sind:

- Herzklopfen und -schmerzen (nicht belastungsabhängig!)
- Atemnot, Seufzeratmung, Lufthunger
- Erschöpfung
- Schweißausbrüche
- Nervosität
- Angst bis zu Panikattacken

Die Patienten sind schwer von der Harmlosigkeit des Leidens zu überzeugen, sie wandern von Spezialist zu Spezialist und reagieren am besten auf eine einfühlende Gesprächstherapie.

»Holiday heart Syndrom«: Nach übermäßigem Alkohol/Drogenkonsum auftretendes anfallartiges Vorhofflimmern (gehäuft montags).

Anfallartiges Herzjagen (Paroxysmale Tachykardie): Es kann von wenigen Minuten bis zu Tagen dauern. Die Patienten fühlen sich geschwächt und schwindelig. Luftnot und Herzdruck können auftreten. Nach Beendigung des Herzjagens tritt typischerweise vermehrtes Wasserlassen auf. Im EKG sind meistens Ursprungsort und Art der Tachykardie erkennbar.
Nicht selten lässt sich die Tachykardie durch den Patienten selbst unterbrechen oder beenden:

- Trinken von kaltem Wasser
- Valsalva-(Pressdruck)-Versuch: tief Einatmen und ca. zehn Sekunden lang kräftig pressen (ähnlich wie beim Stuhlgang)

- Druck auf die Augenäpfel
- vorsichtiger (!), sanfter Druck auf die Halsschlagader (immer nur einseitig!)

Wenn diese Maßnahmen nicht helfen, sollte umgehend ein Arzt aufgesucht werden.

Herzblock (AV-Block): Ist das elektrische Reizleitungssystem des Herzens (infolge einer Durchblutungsstörung, Entzündung oder durch Medikamente) an irgendeiner Stelle unterbrochen, werden die elektrischen Reize von den Vorhöfen zu den Herzkammern nicht mehr oder nur unregelmäßig übergeleitet. Da der Block zwischen Vorhof (Atrium) und Kammer (Ventrikel) liegt, spricht man von AV-Block. Es gibt AV-Blöcke I., II. und III. Grades. Beim AV-Block III. Grades schlagen die Kammern unabhängig von den Vorhöfen in ihrem eigenen Rhythmus. Dieser liegt bei 35–40 Schlägen pro Minute. Da dies manchmal nicht mehr für eine genügende Hirndurchblutung reicht, kann es zu Ohnmachtsanfällen (Synkopen) kommen. Meist ist eine Herzschrittmacherbehandlung erforderlich.

Kardiale Synkopen: Unter Synkope versteht man eine kurze, Sekunden bis wenige Minuten anhaltende Ohnmacht. Wird sie durch eine Herzerkrankung hervorgerufen, spricht man von kardialer Synkope. Die Synkopen beginnen meist mit Schwindel und Schwarzwerden vor den Augen. Kardiale Synkopen werden auch als Adams-Stokes-Anfälle bezeichnet (nach den Erstbeschreibern Robert Adams und William Stokes, zwei Dubliner Ärzten im neunzehnten Jahrhundert). Sie können die meist älteren Menschen durch Stürze und andere Unfälle erheblich gefährden. Oft ist auch hier eine Herzschrittmacherbehandlung erforderlich.

67

Ursachen kardialer Synkopen

- Tachykardien
- Bradykardien
- Sick-Sinus-Syndrom
- Herzblock (AV-Block II.–III. Grades)
- Blutdruckabfall

Sick-Sinus-Syndrom (Tachykardie-Bradykardie-Syndrom):
Sick-Sinus-Syndrom bedeutet Syndrom des kranken Sinusknotens. Der im rechten Vorhof des Herzens sitzende Sinusknoten ist dessen »elektrischer Schrittmacher«. Seine Funktion kann infolge von Durchblutungsstörungen im Alter beeinträchtigt sein. Die Folge ist ein häufiger sprunghafter Wechsel zwischen zu schnellem und zu langsamem Puls (daher Tachykardie-Bradykardie-Syndrom). Das Sick-Sinus-Syndrom ist eine ernstzunehmende HRST, da sie bis zu Ohnmachtsanfällen führen kann. Häufig kann den Patienten durch einen Herzschrittmacher am besten dauerhaft geholfen werden.

Die Ursachen von erhöhter und erniedrigter Herzfrequenz sind vielfältig. Eine Übersicht geben die folgenden Tabellen.

Ursachen von Tachykardien

- Aufregung
- körperliche Belastung
- Schwangerschaft
- Fieber
- funktionelle Herzbeschwerden
- paroxysmale Tachykardie
- Sick-Sinus-Syndrom

- Herzinsuffizienz
- Herzklappenfehler
- Herzinfarkt
- entzündliche Herzerkrankungen (Myokarditis = Herzmuskel-entzündung)
- Lungenembolie
- Schilddrüsenüberfunktion
- Blutarmut
- Blutungen
- Medikamente (Theophyllin, Schilddrüsenhormone u. a.)

Ursachen von Bradykardien

- gute körperliche Fitness (»Sportlerherz«)
- Sick-Sinus-Syndrom
- Herzblock
- Schilddrüsenunterfunktion
- Medikamente (Betarezeptorenblocker, Digitalispräparate, Mittel zur Behandlung von Schilddrüsenüberfunktion, z. B. Thyreo-statika)

Herzschrittmacherbehandlung

Sie haben bereits gesehen, dass einige Formen von HRST am besten durch die Einpflanzung (Implantation) eines Herzschrittmachers behandelt werden können.

Die Indikation dazu kann nur der Arzt, am besten ein Kardiologe mit besonderen Kenntnissen in der Behandlung von HRST, stellen. In der Bundesrepublik beträgt die Zahl der Herzschrittmacherträger rund 200 000. Für die meisten von ihnen erlaubt erst der Schrittmacher wieder ein lebenswertes Leben.

Herzschrittmacher sind kleine stimulierende Geräte, die ständig elektrische Impulse aussenden, um eine regelmäßige Herzschlagfolge zu erzielen und zu langsame oder unregelmäßige Herzrhythmen zu vermeiden. Sie bestehen aus einer Stromquelle, meist einer Lithiumbatterie, die ca. acht Jahre hält, und einer oder mehreren Elektroden, die über eine Vene in das rechte Herz eingelegt werden. Das Schrittmachergerät wird in örtlicher Betäubung unter die Haut des oberen Brustmuskels eingepflanzt. Es hat etwa die Größe einer Streichholzschachtel.

Indikationen zur Schrittmachertherapie

- kardiale Synkopen (Adams-Stokes-Anfälle)
- Sick-Sinus-Syndrom
- Bradykardien
- bestimmte Herzblockformen (AV-Block)
- Notfallbehandlung bei Herzstillstand

HOHER BLUTDRUCK

Definition: Eine Hypertonie, d. h. ein Bluthochdruck, besteht, wenn unabhängig vom Lebensalter Blutdruckwerte über 160/90 mm Hg vorliegen.

Die Hypertonie ist wahrscheinlich die häufigste Erkrankung des Menschen. Eine Hypertonie wird bei 5–10 % aller Menschen und bei ca. 20 % der über Vierzigjährigen diagnostiziert. Während der Bluthochdruck früher vorwiegend als Kreislauferkrankung angesehen wurde, sprechen neuere Erkenntnisse dafür, dass es sich um eine zum Teil erblich bedingte Stoffwechselkrankheit handelt, da die Hypertonie häufig mit Übergewicht, Zuckerkrankheit und Fettstoffwechselstörungen einhergeht (metabolisches Syndrom). Eine umfassende Hochdrucktherapie muss immer auch diese Störungen mitberücksichtigen.

Hochdruckformen und Schweregrade: Nach den Empfehlungen der Deutschen Liga zur Bekämpfung des hohen Blutdruckes ist folgende klinische Einteilung der Hypertonie nach Schweregraden am sinnvollsten:

- **Grenzwerthypertonie:** Blutdruckwerte liegen systolisch bei 140–160 mm Hg und/oder diastolisch bei 90–95 mm Hg.
- **Labile Hypertonie:** Die Blutdruckwerte sind zeitweise eindeutig erhöht und zeitweise normal.
- **Stabile Hypertonie:** Der Blutdruck liegt bei allen Messungen systolisch über 160 mm Hg und/oder diastolisch über 95 mm Hg.
- **Maligne Hypertonie (bösartige Hochdruckform):** Der diastolische Blutdruck liegt ständig über 120 mm Hg, und am Augenhintergrund sind schwere typische Veränderungen nachweisbar. Alarmsymptom! Eine sofortige kontrollierte Blutdrucksenkung ist notwendig.

Es besteht eine enge Korrelation zwischen der Lebenserwartung und der Höhe des Blutdrucks. Beispielsweise beträgt die Lebenserwartung eines fünfunddreißigjährigen Mannes mit normalem Blutdruck 76 Jahre. Eine Blutdruckerhöhung auf 140/95 mm Hg verkürzt die Lebenserwartung um neun Jahre, ein Blutdruck von 150/100 mm Hg um sechzehn Jahre! Nicht zu Unrecht wird im amerikanischen Schrifttum die Hypertonie als »silent killer« (stiller Mörder) bezeichnet.

> **Die Behandlung einer Hypertonie, auch wenn sie an eine lebenslange Medikamenteneinnahme gebunden ist, zahlt sich aus!**

Die Diagnose Bluthochdruck muss sich immer auf mehrere Messungen stützen. Am aussagekräftigsten ist die (ambulante) 24-Stunden-Blutdruckmessung (ABM = ambulantes Blutdruck-Monitoring). Zur Selbstmessung sind die am Handgelenk anzulegenden Messgeräte gut geeignet. Wichtig: Das Gerät muss sich in Herzhöhe befinden! Die höchsten Blutdruckwerte liegen meistens am Morgen vor. Das Führen eines Blutdruckpasses ist sinnvoll.

Es gibt keine typischen Symptome für einen hohen Blutdruck! Jedoch sollten folgende Symptome an einen erhöhten Blutdruck denken lassen:
- Kopfschmerzen
- Nasenbluten
- Ohrensausen, Ohrengeräusche
- Schwindel
- verschwommenes Sehen
- Herzklopfen und -druck
- Gesichtsröte, aber auch abnorme Blässe

Die Ursache des Bluthochdrucks ist in den meisten Fällen (90–95 %) unbekannt (essenzielle Hypertonie). Die übrigen Fälle (sekundäre Hypertonien) beruhen auf:
- Erkrankungen der Nieren (Nierenarterienverengung, chronische Nierenentzündung, Zystennieren)
- hormonellen Erkrankungen (Cushing-Syndrom, Phäochromozytom)
- Aortenisthmusstenose (angeborene Verengung der großen Brustschlagader = Aorta)

Auch Medikamente können zur Blutdruckerhöhung führen:

- Kortison (Kortikoide)
- Anabolika
- Antibabypille
- Appetitzügler

Während die essenzielle (primäre) Hypertonie nicht heilbar, sondern nur durch Medikamente behandelbar ist, können die Ursachen sekundärer Hypertonien oft beseitigt und der Bluthochdruck dadurch dauerhaft behoben werden.

An eine sekundäre Hypertonie ist zu denken, wenn

- gleichzeitig eine Nierenfunktionsstörung vorliegt
- eine Niere im Ultraschall verkleinert ist
- ein schwerer Bluthochdruck vorliegt, der auch auf die Kombination von drei Hochdruckmitteln nicht ausreichend anspricht
- der Bluthochdruck plötzlich und/oder vor dem 30. Lebensjahr aufgetreten ist

Als Hochdruckkrise oder hypertensiver Notfall wird eine akut lebensbedrohliche Situation bezeichnet, die durch einen plötzlichen massiven Blutdruckanstieg hervorgerufen wurde. Sie erfordert eine sofortige stationäre Behandlung, da die Patienten durch Herzinfarkt, Lungenödem oder Schlaganfall gefährdet sind.

Typische Zeichen der Hochdruckkrise sind:

- plötzlicher starker Blutdruckanstieg verbunden mit
- Atemnot
- Herzschmerzen (Angina pectoris)
- Seh- und/oder Sprachstörungen
- Lähmungserscheinungen
- Störungen des Bewusstseins

VERDAUUNGSPROBLEME

Zahlreiche der hierher gehörenden Krankheitsbilder werden auch im Kapitel »Schmerzen im Bauchraum« behandelt. Schlagen Sie also bitte auch dort nach, wenn Sie in diesem Kapitel nicht alle gewünschten Antworten finden.

Erbrechen

Erbrechen bedeutet die rückläufige Entleerung von Mageninhalt. Erbrechen ist ein vieldeutiges Symptom, das keineswegs immer durch Erkrankungen der Verdauungsorgane hervorgerufen wird, sondern völlig andere Ursachen haben kann, z. B. Erbrechen bei Migräne, Hirnhautentzündung oder Stoffwechselentgleisungen (Diabetes). Ferner haben akutes und chronisches Erbrechen sehr unterschiedliche Bedeutungen.

Wichtig: Bei unklarem Erbrechen muss immer auch an eine Ursache außerhalb des Magen-Darmtrakts gedacht werden.

Schon das **Aussehen des Erbrochenen** kann wichtige Hinweise geben:
- blutig: immer Alarmsymptom! Magengeschwüre, heftiges Erbrechen (so genanntes Mallory-Weiß-Syndrom), Krampfadern der Speiseröhre (Ösophagusvarizen), Magentumore, blutgerinnungshemmende Medikamente (Marcumar, Aspirin)
- gallig
- unverdaute Nahrungsreste (spricht für Magenentleerungsstörung)
- nach Stuhlgang riechender Mageninhalt: Alarmsymptom, Verdacht auf Darmverschluss!

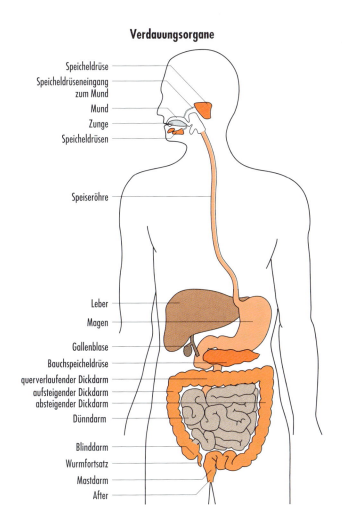

Wichtig ist auch, welche **Begleitsymptome** vorliegen:
- Schmerzen
- Fieber
- Durchfall
- Gewichtsverlust

Bluterbrechen (Hämatemesis) ist immer ein Alarmsymptom. Das Erbrochene kann hellrot (frische Blutung) oder »kaffeesatzartig« (nach längerem Verweilen des Blutes im Magen) sein. Bei akuten Blutungen aus Speiseröhrenkrampfadern (Ösophagusvarizen bei Leberzirrhose) oder frischen Magengeschwüren können große Mengen hellroten Blutes erbrochen werden. Schmerzlose, zur Blutung neigende Magen- und Zwölffingerdarmgeschwüre werden nicht selten durch Rheuma- und Schmerzmittel hervorgerufen (Medikamentenanamnese!). Erbrechen mit heftigem Würgen und nur geringen Mengen von Erbrochenem können zu Einrissen der Schleimhaut am Übergang von der Speiseröhre zum Magen und dadurch zum Bluterbrechen führen. Dieses Mallory-Weiß-Syndrom tritt häufig bei Alkoholikern auf.

Wichtig: Jede Magenblutung muss unverzüglich abgeklärt werden. Die Spiegelung von Speiseröhre und Magen (ÖGD = Ösophago-Gastro-Duodenoskopie) ist dabei die wichtigste Untersuchung. Sie führt in 90 % der Fälle zur Klärung der Ursache.

Die folgenden Tabellen geben eine Übersicht für mögliche Ursachen von Erbrechen:

Störungen im Magen-Darm-Trakt als Ursache von Erbrechen

- Speiseröhrenerkrankungen (Reflux)
- Magenschleimhautentzündung (Gastritis)
- Magen- und Zwölffingerdarmgeschwüre
- Magentumore
- Zustand nach Magenoperationen
- Darmentzündungen (Colitis)
- Bauchspeicheldrüsenentzündung (Pankreatitis)
- Hepatitis (Leberentzündung)
- Gallenblasenentzündung
- Blinddarmentzündung (Appendizitis)
- Bauchfellentzündung
- Darmverschluss

Zerebrale (vom Gehirn ausgehende) oder psychogene Ursachen von Erbrechen

- Hirn- und Hirnhautentzündung (Meningitis, Enzephalitis)
- Tumore, Blutungen des Gehirns
- Schlaganfall
- Migräne
- Menièr'sche Krankheit
- Bulimie
- Psychosen, Neurosen
- Alkohol- und Drogenabhängigkeit (bei Alkohol: morgendliches Erbrechen)

Erbrechen mit Bauchschmerzen und Fieber

- Magen- und Darmentzündung
- Salmonelleninfektion, Ruhr
- Appendizitis
- Bauchspeicheldrüsenentzündung
- Gallenwegsentzündung
- Bauchfellentzündung
- Harnwegsinfektionen
- Entzündungen mit gynäkologischer und urologischer Ursache

Erbrechen mit Gelbsucht
(eventuell mit Bauchschmerzen)

- Gallenblasen- und Gallenwegsentzündung
- Gallenkolik
- akute Bauchspeicheldrüsenentzündung
- Hepatitis
- Krebs von Magen, Gallenblase oder Bauchspeicheldrüse
- Lebermetastasen

Stoffwechselstörungen und Vergiftungen
als Ursache von Erbrechen

Stoffwechselstörungen:
- Leber- und Nierenversagen
- Zuckerkrankheit (Diabetes)

Vergiftungen:
- Nahrungsmittelvergiftungen
- Pilzvergiftungen
- Alkohol und Drogen

- Medikamente (Digitalis, Zytostatika, Opiate, Parkinsonmedikamente)

Bei **akutem Erbrechen** ohne Fieber, ohne Blutbeimengungen, ohne wesentliche Leibschmerzen, ohne Austrocknungszeichen und ohne Hinweise auf eine Vergiftung kann ein bis zwei Tage abgewartet werden, vor allem wenn der konkrete Verdacht auf eine Nahrungsmittel bedingte Ursache besteht. Ärztliche Hilfe sollte bei akutem Erbrechen immer in Anspruch genommen werden, wenn folgende Begleiterscheinungen oder Zustände vorliegen:

- Fieber
- Zeichen der Austrocknung
- Koliken oder Leibschmerzen
- Bluterbrechen
- starke Durchfälle oder Stuhlverhaltung
- Rückkehr von Fernreisen (Malaria!)
- Zucker-, Leber- oder Nierenerkrankung
- Verdacht auf eine Vergiftung (Pilze, Medikamente etc.)

Schließlich sollte bei akutem Erbrechen ohne sonst erkennbare Ursache natürlich an eine Schwangerschaft gedacht werden.

Schluckbeschwerden

Schluckstörungen werden Dysphagie genannt. Sie können funktionelle oder organische Ursachen haben. Strömt unverdaute Nahrung in den Mund zurück, spricht man von Regurgitation. Wichtig sind folgende Fragen:

Geht die Schluckstörung einher mit

- Gewichtsverlust (Alarmsymptom!)?
- Sodbrennen?
- Schmerzen?

- Gefühl des Steckenbleibens der Nahrung?
- Verschlucken mit anschließendem Husten?

Refluxösophagitis bedeutet Speiseröhrenentzündung durch Rückfluss von saurem Mageninhalt. Leitsymptom ist Sodbrennen nach reichlichen Mahlzeiten und/oder kohlensäurehaltigen Getränken, das verstärkt im Liegen auftritt. Nach jahrelanger Refluxösophagitis kann es durch narbige Schrumpfung zur Einengung der Speiseröhre mit Schluckstörungen kommen (Barret-Syndrom).
Eine Speiseröhrenentzündung (Ösophagitis) kann auch durch Viren oder Candida-Pilze (Soor-Ösophagitis) hervorgerufen werden. Bevorzugt betroffen sind Zuckerkranke, Alkoholabhängige und Patienten mit geschwächter Abwehr (Tumore, HIV-Infektion).

Vorsicht: Medikamente, die ohne Flüssigkeit und/oder im Liegen heruntergeschluckt werden (ältere Menschen!), können in der Speiseröhre stecken bleiben und zu schmerzhaften Geschwüren mit Schluckstörungen führen!

Der recht komplizierte Schluckakt kann durch verschiedene **neurologische Krankheiten** gestört sein:
- Lähmungen der Schlundmuskulatur (Pseudobulbärparalyse) bei Arteriosklerose der Gehirngefäße
- Parkinsonsche Krankheit
- Multiple Sklerose
- Demenz, Alzheimersche Krankheit
- Myasthenie (Muskelerkrankung)

Bei neurologisch bedingten Schluckstörungen verschlucken sich die Patienten häufig. Der dabei auftretende Husten ist durch Aspiration (Ansaugen) von Nahrung oder Getränken in die Atemwege und die Lungen bedingt. Daher sind solche Patienten besonders durch Bronchitis und Lungenentzündungen gefährdet. Das Füttern muss sachkundig und vorsichtig erfolgen und aspirierte Nahrung umgehend abgesaugt werden.

Schluckstörungen mit dem **Gefühl des Steckenbleibens der Nahrung** (insbesondere Brot oder Fleisch), Schmerzen hinter dem Brustbein beim Schlucken mit Regurgitation und Gewichtsverlust sind dringend verdächtig auf einen (bösartigen) Tumor der Speiseröhre: Alarmsymptom! Eine umgehende Abklärung durch eine Spiegelung der Speiseröhre (Ösophagoskopie) ist dringend erforderlich.

Ähnliche Symptome, allerdings meist ohne Gewichtsabnahme und/oder Regurgitation, können bedingt sein durch:
- Achalasie (gestörte Erschlaffung der Speiseröhrenmuskulatur)
- Fremdkörper (Kinder, alte Menschen)
- Divertikel (sackförmige Wandausstülpung) der Speiseröhre
- Globussyndrom

Beim **Globussyndrom** haben die meist sehr ängstlichen Patienten das Gefühl, dass ein Kloß im Rachen oder in der Speiseröhre stecken geblieben ist. Es handelt sich um eine psychogene Störung, die vor allem bei Frauen vorkommt und auch Ausdruck einer depressiven Verstimmung sein kann. Eine organische Ursache muss sorgfältig ausgeschlossen werden.

Übersicht über Ursachen von Schluckstörungen

Organische Ursachen:
- Ösophagitis (Reflux, Pilze, Viren)
- Divertikel

- Fremdkörper (auch steckengebliebene Tabletten!)
- Tumore

Funktionelle Ursachen
- Achalasie
- neurologische Erkrankungen
- Globussyndrom

Die **Untersuchungsmethoden** bei Schluckstörungen sind:
- Spiegelung der Speiseröhre (Ösophagoskopie)
- Röntgenuntersuchung (»Breischluck«) während des Schluckaktes
- 24-Stunden-pH-Metrie (Säuremessung) der Speiseröhre
- Manometrie (Druckmessung) der Speiseröhre

Gelbsucht (Ikterus)

Ikterus bedeutet Gelbverfärbung der Haut- und Schleimhaut und besonders frühzeitig der Lederhaut (Skleren) der Augen. An den Augen

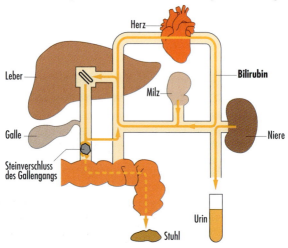

lässt sich daher ein Ikterus am frühesten erkennen. Am sichersten geschieht das bei Tageslicht. Bei künstlicher Beleuchtung kann es sehr schwer sein, einen beginnenden Ikterus (Subikterus) sicher zu erkennen.

Ein Ikterus kann grundsätzlich auf zwei Gruppen von Krankheitsbildern hinweisen:

- **Leber-Galle-Erkrankungen** (sehr häufig). Diese Ikterusform wird hepatischer Ikterus genannt.
- Krankheiten mit **Hämolyse** (Auflösung der roten Blutkörperchen). Diesen Ikterus nennt man hämolytischen Ikterus. Er ist wesentlich seltener als der hepatische Ikterus.

Wichtige Regel: Auch der Nichtmediziner kann die beiden Ikterusformen sehr leicht unterscheiden: Beim hepatischen Ikterus kommt es immer auch zu einer Braunverfärbung des Urins (bierbraune Farbe), weil der Gallenfarbstoff Bilirubin im Urin ausgeschieden wird. Beim hämolytischen Ikterus ist der Urin nicht verfärbt.

Leber- und Galle-Erkrankungen: Die Leber stellt das Zentrallaboratorium des menschlichen Körpers dar. Sie erfüllt vielfältigste Funktionen:

- lebenswichtig für Kohlenhydrat-, Eiweiß- und Fettstoffwechsel
- Bildung von Blutgerinnungsfaktoren
- Entgiftungsfunktion
- Speicherfunktion (Eiweiß, Fett, Vitamine, Glykogen, z. B. tierische Stärke)
- Blutreservoir

Daraus ergibt sich, dass es bei schweren Leberfunktionsstörungen zu Störungen der Eiweißbildung, Blutgerinnungsstörungen und, durch die mangelnde Entgiftungsfunktion, zu Bewusstseinsstörungen kommen kann. Die Bewusstseinseintrübung bei schwerem Leberversagen wird Koma hepatikum genannt.

Häufige Symptome und Beschwerden, die bei Leber- und Galle-Erkrankungen auftreten können, sind:
- Gelbsucht (Ikterus)
- Appetitlosigkeit, Übelkeit
- Druck- und Völlegefühl im Oberbauch
- Juckreiz (bei Gallestau)
- Blutgerinnungsstörungen (Hämorrhagische Diathese)
- Flüssigkeitsansammlung im Bauchraum (Aszites)

Die Gelbsucht (Ikterus) bei Leber-Galle-Erkrankungen kann zwei Ursachen haben:
- Ist das Lebergewebe durch Entzündung (Hepatitis) oder Umbau (Leberzirrhose) geschädigt, tritt das Bilirubin aus den kleinen Gallegängen (Gallekapillaren) der Leber in das Blut über. Da es wasserlöslich ist, kann es im Urin ausgeschieden werden (Bilirubinurie), der sich dann »bierbraun« verfärbt. Der Stuhl färbt sich hell. Diesen Ikterus nennt man hepatischen Ikterus.
- Es besteht ein Abflusshindernis für die in der Leber gebildete Galleflüssigkeit, z. B. weil der Gallengang (Duktus choledochus) durch einen Stein oder Tumor verschlossen ist. Der daraus resultierende Gallestau bewirkt, dass Bilirubin rückläufig in das Blut übertritt. Auch dieses Bilirubin kann über den Urin ausgeschieden werden. Typisch ist ein starker Juckreiz, weil es gleichzeitig zu einem Rückstau von Gallesäuren mit Übertritt ins Blut kommt. Der Stuhl sieht häufig ganz hell, wie Ton aus (acholischer Stuhl). Diese Ikterusform wird mechanischer oder Verschlussikterus genannt.

Die in der Praxis auch für den Spezialisten nicht immer leichte Unterscheidung von hepatischem und Verschlussikterus ist von großer praktischer Bedeutung. Beim Verschlussikterus besteht nämlich häufig die Indikation zur Operation (Entfernung eines Steins oder Tumors in den Gallenwegen). Beim hepatischen Ikterus hingegen sind Operationen zwecklos und wegen der Belastung durch eine Narkose sogar gefährlich.

Typische Befundkonstellationen bei Verschlussikterus und Hepatitis		
	Verschlussikterus	**Hepatitis**
Juckreiz	häufig	selten
Fieber	bei Steinverschluss häufig	±
Schmerzen	bei Steinverschluss häufig	schmerzlos, diffus
Ikterus-entwicklung	bei Tumor langsam, bei Stein wechselnd	rasch
tastbare Gallenblase	bei Tumor häufig	
Transaminasen* (GPT, GOT)	< 400 U/l	> 400 U/l
alkalische Phosphatase	stark erhöht	normal oder gering erhöht
Eisen	normal	erhöht
Ultraschall (Sonographie)	erweiterte Gallengänge	normal weite Gallengänge
endoskopische retrograde Cholangio-graphie (ERCP)	erweiterte Gallengänge (Stein oder Tumor)	normal weite Gallengänge

*Anmerkung: Die so genannten Transaminasen und die alkalische Phosphatase sind Laborwerte, die für die Beurteilung von Leber-Galle-Erkrankungen wichtig sind.

Leber-Galle-Erkrankungen, die zu Ikterus führen können

- akute und chronische Hepatitis
- Leberzirrhose
- Fettleber
- Alkoholhepatitis
- Lebertumore und Metastasen (Tochtergeschwülste eines bösartigen Tumors)
- Leberabszess
- Leberechinokokkus (Bandwurmfinnen in der Leber)
- Gallensteine (Steineinklemmung in den Gallenwegen)
- Tumore der Gallenblase und Gallenwege
- Bauchspeicheldrüsentumor, insbesondere Pankreaskopfkarzinom (Bauchspeicheldrüsenkrebs)

Fettleber: Eine Fettleber liegt vor, wenn eine Verfettung (Fetteinlagerung) der Hälfte aller Leberzellen oder mehr besteht. Sie ist in unserer Wohlstandsgesellschaft wahrscheinlich die häufigste Lebererkrankung. In ausgeprägten Fällen kann die Leber ein Viertel bis ein Drittel ihres Gewichtes an Fett enthalten (normalerweise 3,5 %).

Als die wichtigsten Ursachen einer Fettleber gelten:

- Alkohol (30–50 %)
- Überernährung
- Zuckerkrankheit
- Fettstoffwechselstörungen

Eine Fettleber ist weitgehend rückbildungsfähig, wenn ihre Ursache entfällt. Bei Weiterbestehen der schädlichen Einflüsse ist ein Umbau bis zur Leberzirrhose (Fettzirrhose) möglich.

Akute Hepatitis: Die akute Hepatitis ist eine durch Viren hervorgerufene diffuse Leberentzündung. Man kennt heute fünf verschiedene Erreger einer Hepatitis:

- Hepatitis-A-Virus (HAV)
- Hepatitis-B-Virus (HBV)
- Hepatitis-C-Virus (HCV)
- Hepatitis-D-Virus (HDV)
- Hepatitis-E-Virus (HEV)

Alle Hepatitisviren können durch ihre spezifischen Antikörper im Blut nachgewiesen werden. Durch Bestimmung von Virusantigenen und -antikörpern kann aus dem Befundmuster eine genaue Aussage getroffen werden über:

- Krankheitsphase
- Immunität
- Ansteckungsfähigkeit eines Hepatitispatienten

Charakteristika der verschiedenen Hepatitisformen:

- **Hepatitis A (HA):** Sie wird oral übertragen und ist bei uns die häufigste Form. In Deutschland weisen 40–60 % aller über Vierzigjährigen HA-Antikörper auf, haben also eine HA durchgemacht. Die HA wird nicht chronisch und hinterlässt lebenslange Immunität.

- **Hepatitis B (HB):** Sie wird parenteral durch Blut, Blutprodukte, infiziertes Spritzenbesteck und beim Geschlechtsverkehr übertragen. 5–10 % der akuten HB-Fälle werden chronisch, ein Teil davon geht in eine Leberzirrhose über.

Hepatitis A, B und C im Vergleich

	Hepatitis A
Inkubationszeit*	6–50 Tage
jahreszeitliche Häufung	Herbst/Winter
Lebensalter	Kinder, Jugendliche
Erreger	Hepatitisvirus A
Infektionsweg	oral**, selten parenteral**
Übertragung durch Bluttransfusion	nein
HBs-Antigen	negativ
Übergang in chronische Verlaufsform	nein
Leberzirrhose bei chronischem Verlauf	

| * | Inkubationszeit = Zeitspanne zwischen Infektion und Ausbruch der Erkrankung
| ** | oral = durch den Mund (Nahrungsmittel)
| *** | parenteral = unter Umgehung des Verdauungstraktes, d. h. durch Spritzen, Infusionen, Transfusionen

- **Hepatitis C (HC):** Sie wird parenteral übertragen, ca. 90 % der Hepatitiden entstehen durch Bluttransfusion und Drogenabhängigkeit, homosexuellen Geschlechtsverkehr und Behandlungen an der künstlichen Niere. Die HC geht in mindestens der Hälfte der Fälle in die chronische Form über.

- **Hepatitis D (HD):** Die HD ist eine Art »Trittbrettfahrer«, da sie nur zusammen mit der HB vorkommt. Sie verläuft ungünstiger als die reine HB, weil sie öfter in eine Leberzirrhose übergeht.

- **Hepatitis E (HE):** Übertragung vor allem oral (infiziertes Trinkwasser). In Deutschland selten, weit verbreitet dagegen in Ostafrika,

Hepatitis B	Hepatitis C
30–180 Tage	21–84 Tage
keine	keine
jedes Alter	jedes Alter
Hepatitisvirus B	Hepatitisvirus C
parenteral, selten oral	parenteral
möglich	häufig
positiv	negativ
1–10 %	50 %
20–30 %	10–20 %

Indien und Mittelamerika. Die HE wird nicht chronisch, kann aber, besonders in der Schwangerschaft, rasch tödlich verlaufen.

Hepatitis B, C und D sind demnach wesentlich gefährlicher als Hepatitis A. Vor allem können sich aus der chronischen Hepatitis B, C oder D nach Jahren eine Leberzirrhose und später sogar ein Leberkarzinom (Leberkrebs) entwickeln.
Eine medikamentöse Behandlung der akuten Hepatitisformen steht nicht zur Verfügung. Es kann Wunschkost verabreicht werden. Wichtig ist Alkhoholabstinenz für ein Jahr. Eine aktive Schutzimpfung ist gegen Hepatitis A (z. B. Havrix ®) und Hepatitis B (H-B-Vax ® und Hevac B ®) möglich, aber noch nicht gegen Hepatitis C und E.

Chronische Hepatitis: Eine Leberentzündung, die länger als ein halbes Jahr dauert, wird als chronische Hepatitis bezeichnet. Es gibt folgende Formen:

- chronisch persistierende Hepatitis: heilt fast immer aus
- chronisch aktive Hepatitis: entwickelt sich aus einer Hepatitis B, C oder D; ungünstig, da sie zu 10–30 % nach Jahren in eine Leberzirrhose übergeht
- Autoimmunhepatitis: vor allem bei Frauen vorkommende chronische Hepatitis aufgrund immunologischer Prozesse

Die Behandlung erfolgt mit Interferon alpha, das bei chronischer HB wirksamer als bei HC ist.

Leberzirrhose: Eine Leberzirrhose liegt vor, wenn es zu einer fortschreitenden narbig-bindegewebigen Umwandlung der Leber mit Zerstörung des gesunden Lebergewebes kommt (»Leberschrumpfung«). Eine Leberzirrhose ist nicht mehr rückbildungsfähig. Die Hauptursachen der Leberzirrhose sind:

- Alkoholmissbrauch (mindestens 50 %)
- chronische HB- oder HC-Infektion (ca. 25 %)

Die Folgen der Leberzirrhose sind:

- Verschlechterung der Leberfunktion
- verändertes Bluteiweißbild
- Blutgerinnungsstörungen (unzureichende Bildung von Blutgerinnungsfaktoren durch die Leber)
- Krampfaderbildung in der Speiseröhre (Ösophagusvarizen) und im Magen mit Blutungsgefahr
- Flüssigkeitsansammlung im Bauchraum (Aszites)
- mangelhafte Entgiftungsfunktion
- Leberkoma

Die Behandlung kann nur korrigierend, aber nicht heilend wirksam werden: Ausschwemmung des Aszites, Zufuhr von Gerinnungsfaktoren. Blutstillung bei Ösophagusvarizenblutung, Behandlung des Leberkomas. Als äußerste Möglichkeit bei (nicht alkoholischer) Leberzirrhose kommt die Lebertransplantation in Betracht.

Ikterus durch Medikamente: Fast alle Medikamente können durch eine Leberschädigung zum Ikterus führen. Es sind mehr als zweihundert Medikamente bekannt, die besonders häufig Ursache eines »Medikamentenikterus« sind. Das klinische Bild kann einer Hepatitis, aber auch einem Verschlussikterus mit Juckreiz entsprechen. Fieber (»Drug fever«) ist möglich.

> **Wichtig:** Bei jeder unklaren Gelbsucht, mit oder ohne Fieber, mit oder ohne Juckreiz, muss auch an eine Leberschädigung durch Medikamente gedacht werden.

Ikterus durch Hämolyse (Auflösung roter Blutkörperchen):
Diese insgesamt seltene Ikterusform kann durch verschiedenartigste Ursachen hervorgerufen werden:
- angeborene oder erworbene Anämie (Blutarmut)
- Gifte und Medikamente (Antibiotika, Rheumamittel), insgesamt selten
- falsche Bluttransfusion
- mechanische Zerstörung von roten Blutkörperchen, z. B. durch Operation mit der Herz-Lungen-Maschine oder an Herzklappen (Aortenklappe)

Durchfall

Von Durchfall (Diarrhoe) spricht man, wenn täglich mehr als drei breiig-flüssige Stühle abgesetzt werden.
Zu Durchfällen kann es kommen, wenn:
- zu wenig Darminhalt resorbiert (aufgenommen) wird
- zu viel Flüssigkeit im Dünn- und Dickdarm abgesondert wird
- die Beweglichkeit des Darmes gestört ist

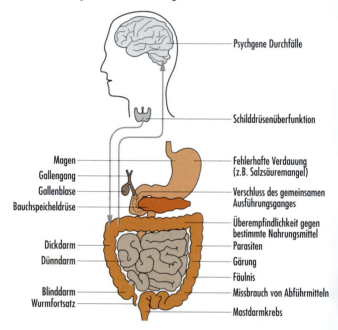

Enthalten die Durchfälle Blut, Schleim und Eiter, so spricht man von **Dysenterie** (Hauptursachen: Shigellen und Amöben). Die so genannte Touristendiarrhoe (je nach Besuchsland »Tourista«, »Rache Montezumas«, »Delhi-Bauch« etc. genannt) wird am häufigsten

durch Salmonellen, Shigellen oder spezielle Kolibakterien (Nahrungs-
mittel- und Trinkwasserverunreinigung) hervorgerufen. Durchfälle
bis zu drei Wochen Dauer werden als akut, nach drei Wochen als chronisch bezeichnet.

Ursachen akuter und chronischer Durchfälle

Akuter Durchfall

1. Bakterien:	Salmonellen (Typhus, Para-typhus), Shigellen (Bakterien-ruhr), Staphylokokken, Clos-tridium botulinum (Botulismus), Escherichia coli, Yersinia enterocolitica, Campylobacter jejuni
2. Viren:	Enteroviren (ECHO-Viren, Coxsackie-Viren, Rota-Viren)
3. Parasiten:	Amöben (Amöbenruhr), Choleravibrionen (Cholera), Lamblien, Würmer, Pilze
4. Medikamente:	Antibiotika, Abführmittel, Digitalis, Zytostatika, Mannit, Sorbit
5. Toxine (Gifte):	Pilze, Staphylokokken-Endotoxin

Chronischer Durchfall

1. Funktionelle Störungen:	Reizkolon, Colica mucosa
2. Organische Erkrankungen:	
a) Entzündungen:	Colitis, Ileitis, Divertikulitis, Tuberkulose
b) Tumore:	Karzinome, Polypen

3. Maldigestion:	fehlerhafte Verdauung, (Salz-säuremangel), Pankreaserkrankungen, Zustände nach Magen-Darm-Operation
4. Malabsorption:	Störung der Nahrungsaufnahme aus dem Darm
5. Chronische Infekte:	Tuberkulose, Amöben
6. Nahrungsmittel:	Nahrungsmittelallergie, Milchunverträglichkeit
7. Hormonelle Erkrankungen:	Schilddrüsenüberfunktion
8. Chronischer Alkoholabusus:	häufig verkannte Ursache!

Für eine **infektiöse Durchfallerkrankung** (Salmonellen, Ruhr, Typhus, Paratyphus, Durchfälle durch Yersinien oder Campylobacter jejuni) sprechen:

- »verdächtige« Lebensmittel (Speiseeis, aufgewärmtes Essen, Pilze, unhygienische Gaststätte). Lebensmittelvergiftungen kommen aber auch in 5-Sterne-Restaurants vor!
- Fieber
- starke Austrocknung
- Blut- oder Eiterbeimengung im Stuhl

In all diesen Fällen sind ärztliche Hilfe sowie bakteriologische Stuhluntersuchungen erforderlich. Besonders gefährdet sind Kleinkinder und ältere Menschen, die sehr rasch zur Austrocknung neigen.

Sehr gefährliche Durchfälle mit massiven Flüssigkeitsverlusten, Blutbeimengungen im Stuhl, Fieber und starker Beeinträchtigung des Allgemeinzustandes können einige Tage, aber auch erst Wochen nach einer **Antibiotikabehandlung** durch Überwucherung des Darmes mit bestimmten Bakterien (Clostridien) auftreten (antibiotikaassoziierte Kolitis). Alarmsymptom!

Eine der häufigsten **medikamentenbedingten Durchfallursachen** ist der Missbrauch von Abführmitteln (Laxantienabusus). Nicht selten liegt ein seelisches Fehlverhalten zu Grunde (Bulimie, Anorexia nervosa). Häufig entwickelt sich ein Teufelskreis: Nach der durch Abführmittel hervorgerufenen Darmentleerung setzt der Stuhlgang für zwei bis drei Tage aus. Dies führt zu erneuter Laxantieneinnahme, meist mit steigenden Dosierungen. Folgen sind ein Wechsel zwischen Durchfällen und (scheinbarer) Verstopfung, starke Flüssigkeits- und Elektrolytverluste und in schweren Fällen Kreislauf- und Herzrhythmusstörungen.

Die zwei wichtigsten **chronisch entzündlichen Darmerkrankungen,** die meist mit blutigen Durchfällen einhergehen, sind:

- **Colitis ulcerosa:** mit Geschwüren einhergehende Dickdarmentzündung und
- **Morbus Crohn (Ileitis terminalis):** Außer dem Dickdarm können auch Dünndarm, Magen und Speiseröhre befallen sein. Typisch sind Abszess- und Fistelbildungen. Bei jeder Fistelbildung im Afterbereich muss auch an die Crohn'sche Erkrankung gedacht werden.

Die Diagnose wird durch Spiegelung des Dickdarms (Coloskopie) und anderer betroffener Organe mit Entnahme von Gewebsproben zur mikroskopischen Untersuchung gesichert. Die diätetische und medikamentöse Behandlung ist diffizil und sollte vom Spezialisten (Gastroenterologen) durchgeführt oder zumindest eingeleitet werden.

Beimengungen von Blut oder blutigem Schleim im Stuhl, zunächst häufig ohne Beschwerden, sind immer dringend verdächtig auf einen **Tumor im Dickdarm** (einschließlich Mastdarm). Alarmsymptom! Tumorverdächtig ist auch der unwillkürliche Abgang von Winden bei blutigen Durchfällen (»falscher Freund«). Jede

95

Beschwichtigung (»wahrscheinlich nur Hämorrhoiden«) kann zu einer lebensgefährlichen Diagnoseverschleppung führen. Natürlich können auch Hämorrhoiden zu Darmblutungen führen; dies macht aber eine gründliche Darmuntersuchung (Coloskopie, Kontrastmitteluntersuchung des Dickdarms) auf keinen Fall überflüssig!

Psychogene Durchfälle: Sie sind relativ häufig. Oft besteht ein Wechsel zwischen Durchfällen und Verstopfung. Beschwerden können fehlen oder werden wie ein »Rahmen« auf beiden Seiten des Bauches und im Oberbauch wahrgenommen (»Rahmenschmerz«). Dem Stuhl kann glasiger Schleim beigemengt sein. Frauen sind häufiger betroffen. Das Krankheitsbild wird mit verschiedenen Namen belegt (Reizkolon, irritables Kolon, Reizdarm, Colica mucosa). Nicht selten besteht ein deutlicher Zusammenhang mit Stress und anderen seelischen Belastungen. Es handelt sich um eine Ausschlussdiagnose! Die Beschwerden sprechen auf lokale Wärmeanwendung, ballastreiche Kost und Stuhlgangregulierung häufig gut an.

Verstopfung (Obstipation)

Die verzögerte Entleerung eines meist harten Stuhlgangs wird Obstipation (Verstopfung) genannt. Verzögert bedeutet weniger als drei Stuhlentleerungen in der Woche. Man schätzt, dass etwa 20 % der Bevölkerung unter chronischer Verstopfung leidet. Betroffen sind vor allem Frauen und ältere Menschen.

Diese jahrelang bestehende Form der Verstopfung wird als habituelle Obstipation bezeichnet. Sie ist nicht selten Folge eines Abführmittelmissbrauchs, der zeitweise auch zu Durchfällen führen kann.

Die Häufigkeit der Stuhlentleerungen pro Tag und Woche kann beim Gesunden von Mensch zu Mensch stark variieren. Individuell besteht jedoch meist ein recht konstanter »Zeitplan« für die Darmentleerung. Sollte es plötzlich ohne erkennbare Ursache zu einer deutlichen Abweichung von diesem Zeitplan kommen, muss immer an eine ernsthafte Erkrankung gedacht werden!

Eine **akute Verstopfung** kann als meist harmloses und vorübergehendes Phänomen aus folgenden Gründen auftreten:
- Fieber
- Bettruhe
- Kostumstellung
- Ortswechsel (Reisen)
- im Anschluss an Durchfallerkrankungen
- während der Schwangerschaft als eine häufige
  Begleiterscheinung

Auch **Medikamente** können eine Verstopfung bewirken:
- Schmerzmittel, vor allem Opiate
- säurebindende Medikamente
- Eisenpräparate
- Antidepressiva
- Parkinsonmittel

Übersicht über wichtige Ursachen der Verstopfung

Dickdarm:
- Divertikel
- Tumore
- Verwachsungen

Enddarm:
- Hämorrhoiden
- Analfissuren

Stoffwechsel:
- Kaliummangel (durch Abführmittel bedingt)
- Zuckerkrankheit
- Austrocknung

Hormonelle Ursachen:
- Schilddrüsenunterfunktion (Hypothyreose)
- Schwangerschaft

Neurologische Ursachen:
- Morbus Parkinson
- Multiple Sklerose
- Neuropathien

Gifte:
- Arsen
- Blei
- Quecksilber

Sonstige Ursachen:
- Habituelle Obstipation
- Medikamente

Als Alarmsymptom ist eine innerhalb kurzer Zeit (Wochen/Tage) auftretende hartnäckige Obstipation ohne erkennbare Ursache bei Menschen mit bisher regelmäßiger Darmtätigkeit zu bewerten. Dies gilt vor allem für ältere Menschen, insbesondere wenn folgende Begleiterscheinungen vorhanden sind:
- Leibschmerzen (oft in Intervallen an- und abschwellend)
- Übelkeit, Erbrechen (Koterbrechen!)
- Gewichtsabnahme
- Blutbeimengungen im Stuhl
- Blähbauch

Als Ursache muss in erster Linie an einen (bösartigen) Tumor im Dick- oder Mastdarm gedacht werden, der die Darmlichtung einengt oder gar verschließt. Dies gilt auch, wenn die obigen Begleiterscheinungen fehlen!

Es muss unverzüglich eine Tumorausschlussdiagnostik (Spiegelung des Darmes) durchgeführt werden. Angst sollte Sie von dieser unverzichtbaren Untersuchung nicht abhalten, denn heute können Darmtumore auch im höheren Alter häufig erfolgreich operiert werden.

Wegen der großen Wichtigkeit sollen hier noch einmal die **Leitsymptome des akuten Abdomens** aufgeführt werden:

- akute Stuhl- und Windverhaltung
- aufgeblähter Leib
- Erbrechen (Koterbrechen ist für Darmverschluss praktisch beweisend!)
- Leibschmerzen (kolikartig, aber nicht immer vorhanden)

Bei diesen Krankheitszeichen liegt immer ein Alarmsymptom vor!

Blähungen (Meteorismus)

Einen vermehrten Gasgehalt im Magen-Darmtrakt nennt man Meteorismus. Er kann harmlose (meist funktionelle) oder ernsthafte (organische) Ursachen haben:

- Luftschlucken (Aerophagie), hastiges Essen
- blähende Speisen (Hülsenfrüchte, Zwiebel)
- Tonus- und Bewegungsstörungen des Darmes (Medikamente, Zuckerkrankheit, neurologische Erkrankungen)
- bakteriell bedingte Gärungs- und Fäulnisprozesse
- Leberzirrhose (geht meist der Wasseransammlung im Bauch voraus)
- Herzinsuffizienz mit Flüssigkeitsstauung im Bauchraum
- Behinderung der Darmpassage (Ileus, Subileus, Tumore)

Die klinische Bedeutung eines Meteorismus kann nur im Zusammenhang mit anderen Symptomen oder Erscheinungen beurteilt werden.

Bauchwassersucht (Aszites)

Eine Zunahme des Leibesumfangs kann – abgesehen von Übergewichtigkeit und Schwangerschaft – durch eine Ansammlung von Luft oder Flüssigkeit im freien Bauchraum (Bauchwassersucht) oder in Bauchorganen verursacht werden. Flüssigkeitsansammlung im Bauchraum wird als Aszites bezeichnet. Der Begriff »Wasser im Bauch« löst bei vielen Patienten große Ängste aus; dies rührt daher, dass in früheren Zeiten Wasseransammlung im Bauch gleichbedeutend mit einer unheilbaren Krankheit war. Heute hingegen können viele Ursachen einer Aszites erfolgreich behandelt werden.

Ursachen für eine Zunahme des Leibesumfanges

- Übergewicht
- alle Ursachen eines Meteorismus
- Aszites (Leberzirrhose, Herzinsuffizienz, Tumore)
- zystische Tumore (z. B. große Eierstockszysten)
- überfüllte Harnblase (ältere Menschen)
- große Hernien (Eingeweidebrüche)

Ob sich Flüssigkeit oder Luft im Bauchraum angesammelt hat, kann rasch orientierend mittels Ultraschall festgestellt werden. Die Untersuchung von Bauchwasser (Punktion in örtlicher Betäubung) kann im Labor Aufschlüsse über die Ursache geben. Eventuell ist eine Bauchspiegelung (Laparoskopie) notwendig. Ansonsten müssen die in Frage kommenden Organe gezielt untersucht werden (Gastroenterologe, Frauenarzt, Urologe).

STÖRUNGEN BEIM WASSERLASSEN (MIKTION)

Der gesunde Mensch scheidet täglich ca. 1 – 1,5 l Urin aus. Natürlich ist die Urinausscheidung (Diurese) abhängig von der jeweiligen Trinkmenge. Die Nieren sind im Übrigen nicht nur Organe zur Urinausscheidung, sondern haben weitere wichtige Aufgaben:
- Regulierung des Wasser- und Elektrolythaushaltes
- Regulierung des Säure-Basenhaushaltes
- Blutdruckregulation
- Ausscheidung von Giften und Medikamenten
- Blutbildung (die Nieren bilden das für die Bildung roter Blutkörperchen wichtige Hormon Erythropoëtin)

Da viele Medikamente über die Nieren ausgeschieden werden, kann es bei eingeschränkter Nierenfunktion (Alter, Nierenkrankheiten) zu einer verminderten Medikamentenausscheidung und damit zu einer relativen Überdosierung kommen.

Nieren

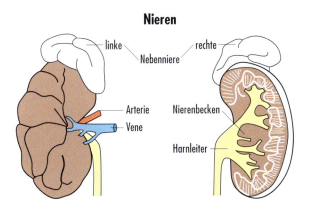

Folgende Störungen bei der Urinbildung und -ausscheidung sind möglich:

- zu geringe Urinmenge = Oligurie (< 500 ml täglich)
- keine Unrinausscheidung = Anurie (< 200 ml täglich) **Alarmsymptom!**
- übermäßige Harnausscheidung = Polyurie (> 2 l täglich)
- vermehrtes nächtliches Wasserlassen = Nykturie (Herzinsuffizienz, abendliche Trinkmenge?)
- veränderte Urinbeschaffenheit
- Beschwerden (Brennen) beim Wasserlassen = Dysurie
- erschwerte Blasenentleerung
- unwillkürlicher Urinabgang = Harninkontinenz

Eine **zu geringe Urinmenge** (Oligurie) bei normaler Trinkmenge kann verursacht werden durch:

- zu geringe Urinbildung, d. h. Nierenschädigung mit Funktionsschwäche (Niereninsuffizienz)
- Abflussbehinderung im Bereich der Harnwege

Keine Urinausscheidung, also eine komplette Anurie, ist immer ein Alarmsymptom, da sie entweder auf ein weitgehendes Nierenversagen oder eine vollständige Blockade der Harnwege hinweist. Die Abflussbehinderung kann ihrerseits durch Rückstau von Urin (Stauungsnieren) zu einer schweren Nierenschädigung führen.

Ursachen einer Anurie

- akutes Nierenversagen (durch Kreislaufschock, Blutungen, Vergiftungen, Flüssigkeitsmangel usw.)
- akute doppelseitige Nierenentzündung (Glomerulonephritis)

- Endstadium einer chronischen Nierenentzündung (Glomerulonephritis) und zahlreicher anderer chronischer Nierenerkrankungen
- Blockade der Harnleiter (Nierensteine, Blutgerinnsel, Tumore)
- Blockade der Harnröhre (Prostatahyperplasie, Verengung der Harnröhre)

Übermäßige Harnausscheidung (Polyurie) kann beruhen auf:
- hohen Trinkmengen
- wassertreibenden Medikamente (Diuretika)
- Herzinsuffizienz (Nykturie!)
- chronischer Niereninsuffizienz (als Kompensationsmechanismus)
- Zuckerkrankheit

Eine andere Bedeutung hat **gehäuftes Wasserlassen** (Pollakisurie). Dabei werden meist nur kleine Urinportionen (unter Beschwerden) ausgeschieden:
- Blasenentzündung
- Prostatahyperplasie
- Blasensteine
- verengte Harnröhre
- Blasentumor

Typische Symptome der **Prostata-Vergrößerung** (Prostatahyperplasie) sind:
- zögerndes Ansprechen zu Beginn des Wasserlassens
- dünner Harnstrahl
- Gefühl der nicht vollständig entleerten Harnblase
- Nachträufeln am Ende der Miktion
- gelegentlich plötzlicher Harndrang mit Inkontinenz
- Blutspuren im Urin (Prostata-Krebs ausschließen!)

Eine **veränderte Urinbeschaffenheit** kann sehr unterschiedliche Ursachen haben:

- Blutbeimengungen (Blasenentzündung, Blasensteine, Prostataerkrankungen)
- Ausscheidung von Blut im Urin (Hämaturie): der Urin ist blutrot oder schmutzig-braun (Nierensteine, Nieren- und Harnwegstumore, Überdosierung blutgerinnungshemmender Medikamente, verschiedene Nierenerkrankungen)
- milchig-trüber Urin: Verdacht auf Eiterbeimengung (Pyurie) bei schweren Harnwegsinfekten
- wasserheller Urin (meist mit Polyurie): bei chronischer Niereninsuffizienz
- »Ziegelmehlsediment«: gelb-roter Niederschlag in abgestandenem Urin (meist harmlose Ausfällung von Urinpigmenten, löst sich bei Erwärmung auf)

Vorsicht: Jede, auch eine nur einmalige Hämaturie bedarf der urologischen Abklärung, weil bösartige Tumore der Nieren oder Harnwege keineswegs gehäuft zu Blutbeimengungen im Urin führen müssen.

Blasenentzündungen treten bei Frauen aus anatomischen Gründen häufiger auf als bei Männern. Eine Blasenentzündung (Cystitis) macht sich bemerkbar durch:

- Pollakisurie
- Brennen beim Wasserlassen
- Harndrang, aber nur geringe Harnausscheidung
- Schmerzen im Blasen- oder Unterleibsbereich

Die meisten Blasenentzündungen lassen sich durch eine kurzfristige (ein bis drei Tage) Antibiotikabehandlung beheben, wenn sie keine organische Ursache (Steine, Tumor, Abflusshindernis) haben.

Vorsicht: Im Gegensatz zur einfachen Blasenentzündung stellt jede **Nieren-/Nierenbeckenentzündung** eine ernsthafte Erkrankung dar, die ursächlich abgeklärt und intensiv behandelt werden muss!

Bei **Nierenbeckenentzündungen** können neben den Symptomen der Blasenentzündung außerdem noch folgende Symptome auftreten:
- Fieber, eventuell Schüttelfrost
- Schmerzen in den Nierenlagen (Lenden)
- Klopfschmerzhaftigkeit der Nieren
- Übelkeit, Erbrechen
- allgemeines Krankheitsgefühl

Die Betrachtung des Urins ersetzt freilich nicht die gründliche Untersuchung im Labor auf:
- Eiweiß, Zucker, Nitrit, ph-Wert (Teststäbchen)
- Sediment (abzentrifugiertes Harnsediment); kann Blut- und Harnwegszellen, Bakterien, sog. Zylinder, Fett etc. enthalten
- Bestimmung des spezifischen Gewichtes (Urinkonzentration)
- bakteriologische Urindiagnostik (Zählung und Identifikation von Bakterien, Testung auf Antibiotikaempfindlichkeit)

Bitte beachten: Ungeeignet für jedwede Urinuntersuchung ist der zu Hause in irgendwelchen Behältern (Fläschchen, Marmeladenglas etc.) Stunden zuvor aufgefangene Urin!

Harninkontinenz: Der unwillkürliche Urinabgang ist kein seltenes (2–5 % der Bevölkerung), leider aber oft verschwiegenes Symptom. Ursachen:
- urologisch (Prostata, Blase)

- gynäkologisch (z. B. Beckenbodenschwäche = Beckenbodeninsuffizienz)
- neurologisch (Demenz, Morbus Parkinson, Schlaganfall, Querschnittsschädigung, Multiple Sklerose, Tumore und Schädigungen des Rückenmarks)

Die Harninkontinenz kann auftreten als:
- Stressinkontinenz: tritt bei erhöhtem Druck im Bauchraum auf (Husten, Niesen, Pressen, Heben, Bücken, Treppensteigen), häufige Ursachen: Beckenbodeninsuffizienz, Prostataerkrankungen
- Dranginkontinenz: starker Harndrang (oft schon bei geringer Blasenfüllung) mit nachfolgendem unwillkürlichem Urinabgang

Die beiden Inkontinenzformen können, vor allem im Alter, kombiniert auftreten. Die vielfältigen Ursachen einer Harninkontinenz machen manchmal umfassende Untersuchungen nötig, die jedoch oft erfolgsversprechende Behandlungsmöglichkeiten aufzeigen. Bei Frauen empfiehlt sich zur Inkontinenzabklärung immer eine kombinierte urologisch-gynäkologische Untersuchung.

BEWUSSTSEINSSTÖRUNGEN

Der bewusstseinsklare Mensch ist:
- ansprechbar (reagiert auf seine Umwelt)
- räumlich orientiert (weiß, wo er ist)
- zeitlich orientiert (weiß Datum und Uhrzeit)
- persönlich orientiert (weiß, wer er ist)

Bei Bewusstseinsstörungen sind eine oder mehrere dieser Fähigkeiten und Verhaltensweisen gestört.

Zunächst einige wichtige Definitionen:

- **Synkope:** Sekunden bis Minuten andauernder plötzlicher Bewusstseinsverlust, entspricht dem Begriff der Ohnmacht
- **Somnolenz:** Benommenheit
- **Absencen:** flüchtige Bewusstseinstrübungen
- **Amnesie:** zeitlich oder inhaltlich begrenzte Erinnerungslücke
- **Retrograde Amnesie:** betrifft einen Zeitabschnitt vor dem auslösenden Ereignis und ist typisch für eine Gehirnerschütterung (Commotio cerebri)
- **Delir (Delirium):** rückbildungsfähige Bewusstseinsstörungen mit örtlicher und zeitlicher Desorientierung und illusionärer oder wahnhafter Verkennung der Umgebung (z. B. Alkoholdelir)
- **Halluzinationen:** Sinnestäuschungen, die der Betroffene jedoch als ganz »real« erlebt
- **Durchgangssyndrom:** vorübergehender, meist körperlich bedingter deliranter Zustand (nach Operationen und intensivmedizinischer Behandlung)
- **Psychose:** vorübergehende oder sich stetig verschlechternde psychiatrische Erkrankung oder Abnormität mit erheblicher Beeinträchtigung psychischer Funktionen, gestörtem Realitätsbezug, mangelnder Einsicht und Fähigkeit, üblicher sozialer Norm und Lebensanforderungen zu genügen
- **Koma:** tiefe Bewusstlosigkeit, Patient reagiert nicht auf Anruf, Anfassen oder Schmerzreize
- **Hirntod:** der vollständige und irreversible Ausfall aller Hirnfunktionen; ohne intensivmedizinische Maßnahmen tritt sofort endgültiger Herzkreislauf- und Atemstillstand ein. Juristisch ist der Hirntod Voraussetzung für die Organentnahme zu Transplantationszwecken.

Zur Abklärung von Bewusstseinsstörungen sind folgende Fragen von Interesse:

- War der **Beginn** plötzlich oder allmählich?
- Lag eine **Schädelverletzung** in letzter Zeit vor?
- Liegt eine **internistische Erkrankung** vor: Zuckerkrankheit, chronische Nieren- oder Lebererkrankung, Bluthochdruck, Herzerkrankung?
- Bestehen **Fieber** oder **Kopfschmerzen** (Hirnhautentzündung, Hirnblutung etc.)?
- Ist eine **Epilepsie** (mit Krämpfen einhergehendes Anfallsleiden) bekannt?
- Besteht der Verdacht auf eine **Vergiftung** (Kinder, Depressionen)?
- Ist **Alkohol- oder Drogenmissbrauch** bekannt?
- Wie sieht die **psychiatrische Vorgeschichte** (Psychose, Depression) aus?

Die Beurteilung einer Bewusstseinsstörung auf Grund körperlicher Anzeichen oder des Verhaltens des Patienten ist verständlicherweise sehr schwierig. Hier dennoch einige Hinweise, die hilfreich sein können:

- **Reagiert der Patient** auf Anruf, Berührung oder Schmerzreiz? Wenn nicht, liegt ein Koma vor. Alarmsymptom!
- Wie ist der **Puls:** tastbar, regelmäßig? Nicht tastbarer, sehr schneller oder langsamer Puls sind ernsthafte Symptome.
- Wie sind die **Pupillen:** eng, weit, auf Licht reagierend? Weite lichtstarre Pupillen sind ein Alarmsymptom!
- **Hautfarbe:**
  - blass (Kreislaufschock, Blutung)
  - Blauverfärbung von Haut und Schleimhäuten (Zyanose): allgemeiner Sauerstoffmangel durch Herzklappenfehler, ausgeprägte Herzschwäche, Störung der Atmung

- Ikterus = Verdacht auf Leberkoma
- **Geruch:** Riecht der Patient auffallend? Obstartig süßlicher Geruch: Verdacht auf Zuckerkoma; erdiger, leberartiger Geruch: Verdacht auf Leberkoma
- **Austrocknungszeichen:** Flüssigkeitsverlust, Zuckerkoma
- **plötzliche Sprachstörungen** (Wortfindungsstörungen, entstellte Wörter, »Wortsalat« mit Somnolenz: Verdacht auf Schlaganfall
- **Blut im Mund:** Verdacht auf Zungenbiss bei epileptischem Anfall
- **Tablettenreste** oder **Injektionsbesteck** in der Umgebung: Verdacht auf Suizid
- **Einstichstellen** an Armen oder Beinen: Drogenabhängigkeit?

Ursachen von Bewusstseinsstörungen

(Kurze) Bewusstlosigkeit durch Herz/Kreislaufstörungen:
- banale Ohnmacht
- Blutdruckabfall
- kardiale Synkopen (Herzrhythmusstörungen)
- Lungenembolie
- Herzinfarkt

Hirndurchblutungsstörungen
- vorübergehende Hirndurchblutungsstörung im Sinne eines flüchtigern Schlaganfalls (transitorische ischämische Attacke = TIA)
- Durchblutungsstörungen in bestimmten hirnversorgenden Arterien
- »Drop attacks« (Schwindel)

Psychiatrische und neurologische Ursachen:

- Delir
- Psychose
- epileptischer Anfall
- Hirn-/Hirnhautentzündung (Enzephalitis, Meningitis)
- Schlaganfall (Apoplexie)
- Hirnblutung

Koma

- stoffwechselbedingt: Zuckerkoma, Unterzuckerung, Niereninsuffizienz, Leberkoma
- hormonell bedingt: Schilddrüsenunterfunktion, Nebenschilddrüsenerkrankungen
- Vergiftung (Medikamente, Gifte, Alkohol, Drogen)

Es ist unmöglich, im Rahmen dieses Ratgebers alle Ursachen von Bewusstseinsstörungen zu besprechen. Auf einige typische, häufige oder besonders wichtige Ursachen von Bewusstseinsstörungen soll jedoch hingewiesen werden.

Ohnmacht

Die banale Ohnmacht ist sicherlich die häufigste Form einer kurzdauernden Bewusstseinsstörung. Auslöser sind langes Stehen mit Blutdruckabfall, überfüllte, stickige Räume, Stresssituationen, Übermüdung, Hunger, seelische, berufliche oder sportliche Überlastung, Schwangerschaft. Die Patienten »sinken« (nicht stürzen) zu Boden, sind blass und schwitzen. Der Puls ist dünn oder vorübergehend nicht tastbar. Im Liegen erholen sie sich rasch. Zu frühes Aufstehen kann zu erneuter Synkope führen.

Wichtig: Die banale Ohnmacht geht nicht mit Krämpfen oder unwillkürlichem Urin-/Stuhlabgang einher!

Hinweis: Ohnmächtige Patienten nicht aufrichten, sondern flach liegen lassen und die Beine anheben, damit dem Herzen wieder genügend Blut angeboten wird.

Epileptischer Anfall

Epileptische Anfälle sind schlagartig einsetzende Verkrampfungen der gesamten Muskulatur (generalisierter Anfall) oder einzelner Muskelgruppen (fokaler Anfall) mit Bewusstseinsverlust.

Sie können als **Gelegenheitsanfall** auftreten (Fieber, Niereninsuffizienz, Alkohol- oder Medikamentenentzug, durch allgemeinen Sauerstoffmangel, Medikamente oder schwangerschaftsbedingt). Fast jede Erkrankung des Gehirns kann zu einem epileptischen Anfall führen.

Die Epilepsie tritt aber auch als **eigenständiges Krankheitsbild** mit wiederholten Anfällen auf.

Der **generalisierte Anfall** setzt urplötzlich oder nach einer Aura (nur sekundenlange Bewusstseinsphänomene) ein. Die Patienten stürzen zu Boden. Zunächst treten für 20–30 Sekunden Streckkrämpfe der Arme und Beine ein, gefolgt von rhythmischen Zuckungen für ca. eine Minute. Blutiger Speichel (Zungenbiss) kann aus dem Mund austreten. Die Patienten sind blau verfärbt. Urin-, seltener Stuhlabgang sind möglich. Anschließend verfallen die Patienten für Minuten bis Stunden in einen Tiefschlaf. In diesem Zustand treffen die Kranken häufig in der Klinik ein. Eine genaue Symptomschilderung der Angehörigen oder anderer Beobachter klärt die Situation rasch. Der Anfall ist für die Umgebung sehr beeindruckend, aber meistens nicht bedrohlich. Ein Alarmsymptom sind allerdings sich aneinanderreihende generalisierte Anfälle, ohne dass der Patient zwischenzeitlich das Bewusstsein erlangt (Status epilepticus, sofortige Klinikeinweisung!).

Diabetisches Koma (Zuckerkoma)

Das Zuckerkoma kann sich innerhalb von wenigen Stunden oder auch allmählich über Tage entwickeln. Häufigste Ursache sind Infektionen oder eigenmächtige Änderungen der Insulindosis. Erheblicher Durst, vermehrtes Wasserlassen, Übelkeit, Erbrechen, Bauchschmerzen (Vorsicht: Verwechslung mit akutem Abdomen), Schwäche und Apathie kennzeichnen das Präkoma (dem Koma vorangehende Bewusstseinsstörung). Das Vollbild des Zuckerkomas ist gekennzeichnet durch:

- tiefe Bewusstlosigkeit
- regelmäßige, abnorm tiefe Atmung
- erhebliche Austrocknung (Durst)
- Acetongeruch der Atemluft (ähnlich wie überreifes Obst)
- eventuell Kreislaufschock

Das Zuckerkoma ist ein **lebensbedrohlicher Zustand,** der sofort behandelt werden muss: Alarmsymptom. Trotz der Austrocknung darf jedoch nicht versucht werden, dem Patienten Flüssigkeiten einzuflößen!

Die Frage, die sich bei bewusstlosen Zuckerkranken immer stellt, ist, ob nicht eine Unterzuckerung vorliegt (hypogykämischer Schock), die einen wesentlich harmloseren Zustand darstellt. Die Symptome der Unterzuckerung sind im Kapitel »Gesteigerter Appetit, Heißhunger« ausführlich beschrieben.

Vorsicht: Nicht jede Bewusstlosigkeit bei einem Zuckerkranken ist durch eine Stoffwechselentgleisung bedingt. Es ist ist auch an Schlaganfälle oder Vergiftungen zu denken!

Leberkoma

Ein Leberkoma entwickelt sich, wenn durch eine schwere Leberfunktionsstörung die Entgiftungsfunktion der Leber zusammenbricht. Das dabei im Stoffwechsel vermehrt auftretende Ammoniak und andere Gifte führen zu einer Beeinträchtigung der Gehirnfunktion. Am häufigsten entwickelt sich ein Leberkoma im fortgeschrittenen Stadium einer Leberzirrhose. Typische Zeichen sind:

- Koma von wechselnder Tiefe
- Ikterus
- dunkler, bierbrauner Urin
- sichtbare Aszites (Flüssigkeitsansammlung im Bauchraum)
- leberartiger, erdiger Geruch der Atemluft
- eventuell Unruhe, Muskelzittern, flügelschlagartige Armbewegungen

Alarmsymptom! Eine klinische Behandlung ist unerlässlich!

Schlaganfall

Ein Schlaganfall (Apoplexie, apoplektischer Insult) bedeutet eine neurologische Störung durch eine plötzliche oder allmählich auftretende Hirndurchblutungsstörung. Die Hirndurchblutungsstörung beruht entweder auf einem Verschluss eines Hirngefäßes mit nachfolgender Hirnerweichung oder einer Massenblutung in das Gehirn aus einem eingerissenen Hirngefäß. Die Massenblutung hat die schlechteste Prognose (Vorhersage über den wahrscheinlichen Krankheitsverlauf).

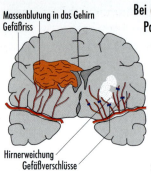

Massenblutung in das Gehirn
Gefäßriss

Hirnerweichung
Gefäßverschlüsse

Bei der Massenblutung können die Patienten, scheinbar aus voller Gesundheit, plötzlich bewusstlos zusammenbrechen. Auslösend wirken krisenhafte Blutdruckanstiege, starkes Pressen (Stuhlgang, Wasserlassen), heftige Hustenattacken oder das Heben schwerer Gegenstände.

Führende Symptome sind:
- Bewusstseinsstörungen bis zum tiefen Koma
- Halbseitenlähmung

Die Halbseitenlähmung betrifft die der erkrankten Hirnhälfte gegenüberliegende Körperseite. Im Gesicht fällt als Zeichen der Lähmung des VII. Hirnnerven ein Hängen des Mundwinkels auf (Fazialislähmung). Die Atmung ist schnarchend oder blasend (»Tabakblasen«). Die Augen weichen meist in Richtung der Körperlähmung entgegengesetzten Seite ab (Déviation conjugée). Man sagt: »Der Kranke sieht den Herd im Gehirn an.« Die Lähmungen sind zunächst schlaff. Die gelähmte Seite kann am Fehlen von Spontanbewegungen der Arme und/oder Beine und am herabgesetzten Muskeltonus (= Spannungszustand des Muskels) erkannt werden.

Während die Massenblutung meist Hochdruckpatienten im fünften und sechsten Lebensjahrzehnt betrifft, kommt der wesentlich häufigere Hirninfarkt überwiegend bei älteren Menschen vor. Die Bewusstseinseintrübung ist geringer, sie beginnt meistens allmählich und führt nicht immer zum Koma. Körpertemperatur und Blutdruck sind normal. Oft treten nur flüchtige, rezidivierende (wiederkehrende) kleinere Schlaganfälle auf, die dem eigentlichen Ereignis vorausgehen. Bilden sich die Symptome eines Schlaganfalls innerhalb von 24 Stunden weitgehend zurück, so spricht man von einer vorübergehenden Durchblutungsstörung (TIA = transitorische ischämische Attacke).

Wichtig: Besonders bei älteren Menschen sind flüchtige, manchmal nur Minuten anhaltende Symptome, die auf einen Schlaganfall hindeuten könnten, ernst zu nehmen und sollten Anlass für eine gründliche Untersuchung sein, da sie Vorboten eines massiven Schlaganfalls sein können!

Solche Vorboten sind:
- plötzliche Sprachstörungen (Wortfindungsstörungen, entstellte Wörter)
- Schwäche und/oder Gefühlsstörung in Arm und/oder Bein
- plötzliche Sehstörungen
- kurzfristige Denk- und Erinnerungsschwäche

Die frühzeitige Erfassung derartiger Vorboten ist lohnend, da es heute gute Möglichkeiten gibt, beispielsweise mit bestimmten Medikamenten, vorbeugend zu behandeln!

Abbau intellektueller Leistungen (Demenz)

Demenz bedeutet Abbau erworbener intellektueller Leistungen sowie des Gedächtnisses (Kurzzeitgedächtnis). Häufig sind damit auch Persönlichkeitsveränderungen verbunden. Etwa 7 % der über Fünfundsechzigjährigen in der Bundesrepublik weisen eine schwere, 10 % eine mittlere Demenz auf. Insgesamt gesehen leiden bis zu

20 % der alten Menschen an einer Hirnleistungsschwäche von praktischer Bedeutung.

Ursachen der Demenz

- Demenz bei Alzheimer-Erkrankung (ca. 50 %)
- Durchblutungsstörungen des Gehirns (sog. Multiinfarkt-Demenz, ca. 15 %)
- gemischte Formen (ca. 10 %)
- Medikamentenmissbrauch (Psychopharmaka)
- Alkoholismus
- Schilddrüsenunterfunktion
- ausgeprägte Blutarmut
- Herz-Kreislauf-Erkrankungen

Zur Beurteilung der körperlichen und geistigen Fähigkeiten des alten Menschen eignen sich bestimmte Skalen bzw. Testfragen:

Beurteilung der körperlichen und funktionellen Aktivitäten im täglichen Leben
(so genannte ADL-Skala = activities of daily living)

körperlich:	funktionell:
waschen	kochen
anziehen	einkaufen
zur Toilette gehen	telefonieren
essen	Hausarbeiten verrichten
	Medikamente einnehmen
	Finanzen regeln
	Plätze außerhalb der Gehdistanz aufsuchen

Hier ein **Kurztest** zur – allerdings nur grob-orientierenden – Erfassung einer Demenz.

Testfragen:
1. Welches Datum haben wir heute?
2. Welchen Wochentag haben wir heute?
3. An welchem Ort befinden Sie sich jetzt?
4. Wie lautet Ihre Telefonnummer? Wie lautet Ihre Adresse?
5. Wie alt sind Sie?
6. Wann sind Sie geboren?
7. Wie heißt der jetzige Bundeskanzler?
8. Wer war der Bundeskanzler vor ihm?
9. Wie lautet der Mädchenname Ihrer Mutter?
10. Ziehen Sie 3 von 20 ab und zählen Sie weiter jeweils um 3 rückwärts.

Für die **Auswertung** gilt:
- 8 – 10 Richtige: intakte intellektuelle Funktionen
- 6 – 7 Richtige: leichte Demenz
- 3 – 5 Richtige: beträchtliche Demenz
- 0 – 2 Richtige: schwere Demenz

Bei Volksschulbildung soll ein Punkt dazugezählt, bei höherer Bildung als der mittleren Reife ein Punkt abgezogen werden. Die Beurteilung der geistigen Leistungsfähigkeit muss sich aber auch auf den Gesamteindruck stützen.

Wichtig: Depressionen können im Alter das Bild einer Demenz vortäuschen. Sie sind aber im Gegensatz zu einer Demenz gut behandelbar und sollten daher aufgedeckt werden!

DER ALTE MENSCH ALS PATIENT

Hinweis: Geriatrie bedeutet Altersforschung. Geriatrische Erkrankungen sind Krankheiten, die für das höhere Lebensalter besonders typisch sind.

Multimorbidität: Viele ältere Menschen weisen nicht nur eine, sondern mehrere Erkrankungen oder krankhafte Veränderungen auf. Dieses Phänomen wird Multimorbidität (Polymorbidität) genannt und kann große Probleme in der Betreuung, Pflege und Behandlung alter Menschen aufwerfen.

Eine typische multimorbide Konstellation im Alter umfasst folgende Krankheitsbilder:

- Herzinsuffizienz
- koronare Herzkrankheit
- Hypertonie
- Diabetes mellitus
- Niereninsuffizienz
- Polyarthrose
- Inkontinenz/Miktionsstörungen

KRANKHEIT UND ALTER

So wie das Kind medizinisch gesehen nicht als »kleiner Erwachsener« betrachtet werden kann, so wird man auch dem Alterspatienten nicht gerecht, wenn man ihn nur als »alten Kranken« betrachtet. Der alte Mensch kann sein Kranksein in sehr unterschiedlicher Weise erleben. Kranksein kann im Alter sehr viel mehr, aber auch sehr viel weniger bedeuten als in der Jugend und in mittleren Lebensjahren. So gibt es einerseits alte Patienten, deren Verhalten durch Hypochondrie und nahezu sklavische Befolgung ärztlicher Ratschläge gekennzeichnet ist, andererseits wiederum alte Menschen, die auch von schwerwiegenden Befunden und Diagnosen unbeeindruckt bleiben, weil ihnen Körper und körperliche Gesundheit nicht mehr sehr viel bedeuten. Es ist wichtig, diesem weitgesteckten Spielraum in den Verhaltensweisen alter Menschen Rechnung zu tragen.

Drei Grundphänomene im Umgang mit alten Menschen müssen unbedingt berücksichtigt werden:
- Die **Gewichtung der Dinge** im Alter wandelt sich.
- **Soziale Kontakte** bekommen einen veränderten Stellenwert.
- **Krankheit und Tod** rücken wirklich und nicht nur gedanklich näher.

Für viele Verhaltensweisen und gesundheitliche Probleme im Alter sind Einschränkungen der Sinnesfunktionen verantwortlich:
- **Alterssichtigkeit** (Presbyopie): Fähigkeit zum Nahsehen des Auges als Folge von Linsenveränderungen nimmt ab, Korrektur durch Konvexgläser (»Altersbrille«)
- **Linsentrübung** (Katarakt, Grauer Star)
- **Altersschwerhörigkeit:** physiologische Innenohrschwerhörigkeit ab dem fünften Lebensjahrzehnt mit zunehmendem Hörverlust für hohe Töne (Überhören des Telefons!)
- **Vermindertes Durstgefühl:** Gefahr der Austrocknung
- **Verringerte Temperaturwahrnehmung:** Gefahr der Abkühlung

- **Verringerte Schmerzempfindung:** z. B. Nichtempfinden von schweren Gewebsschäden bei diabetesbedingten Durchblutungsstörungen der Füße (»diabetischer Fuß«)

Als kognitive Funktionen versteht man die Gesamtheit von Wahrnehmen, Denken, Erkennen und Erinnern. Typische Änderungen im Alter sind eine Verschlechterung des Kurzzeitgedächtnisses und eine Verlängerung der Reaktionszeiten. Gibt man jedoch älteren Menschen die von ihnen benötigte Zeit bei so genannten Intelligenztests, die unabhängig von der Schulbildung sind, schneiden sie nur etwas schlechter als jüngere Menschen ab. Auch die Lernfähigkeit alter Menschen ist besser als allgemein angenommen; auch hier spielt die zur Verfügung stehende Zeit eine wichtige Rolle.

Im Alter neigen viele Menschen zu gesteigerter Vorsicht und zum Rückzug von sozialen Kontakten (Introversion und Isolation), letzteres als Folge ihrer gesellschaftlichen Stellung. Die emotionale Schwingungsfähigkeit nimmt ab. Depressive Verstimmungen haben sehr häufig äußere Gründe (Vereinsamung, Unterbringung in Alten- oder Pflegeheimen).

TYPISCHE VERHALTENSWEISEN UND SYMPTOME IM ALTER

Bei alten Menschen finden wir immer wieder typische Verhaltensweisen und Symptome, die schließlich nicht selten zu gehäuften stationären Behandlungen und schließlich zur Einweisung in Altenpflegeheime führen:

- Der Patient will nicht mehr ausreichend essen oder trinken (Gewichtsverlust, Austrocknung).

120

- Harn- und Stuhlinkontinenz stellen sich ein.
- Viele ältere Menschen leiden unter Schwindel und werden dadurch in ihrer Bewegungsfähigkeit eingeschränkt. Es kommt zu Stürzen, oft mit weitreichenden Folgen.
- Intellektueller Abbau bis zum Auftreten einer Demenz wird beobachtet.
- Verwirrtheit
- Antriebsarmut

Nicht selten kommen zu diesen altersbedingten körperlichen Abbauerscheinungen noch ungewollt durch die Therapie gesetzte Schäden (iatrogene Erkrankungen) hinzu:
- **Harnwegsinfekte** durch unnötige Harnblasenkatheterisierung
- **Dekubitalgeschwüre** (Druckgeschwüre, meist am Rücken oder Steiß) durch fehlerhafte Lagerung
- **Austrocknen** des Patienten durch zu intensive entwässernde Therapie
- **Übelkeit** und **Appetitlosigkeit** durch Medikamente (Digitalis u. a.)
- **Blutdruckabfall** durch Hochdruckmittel
- **Dämmerzustände** und **Verwirrtheitssymptome** durch Psychopharmaka

Dies unterstreicht, wie behutsam der Umgang mit alten Menschen erfolgen sollte. Oft ist ein »Weniger« an therapeutischen Maßnahmen besser als ein »Zu viel«.
Auch verlaufen Krankheiten im Alter klinisch oft anders als in jüngeren Jahren, so z. B. Infektionskrankheiten ohne Fieber oder ein Herzinfarkt ohne wesentliche Schmerzen.

Wichtig: Wegen der verringerten Ausscheidung vieler Arzneimittel durch die Nieren und einer gesteigerten Empfindlichkeit gegenüber psychotropen Substanzen muss die Verordnung und Verabreichung von Arzneimitteln im Alter besonders vorsichtig und zurückhaltend erfolgen.

ALLGEMEINE HINWEISE FÜR DEN UMGANG MIT ALTERSPATIENTEN

Wichtig: Das Hauptziel der Betreuung und Pflege in der Geriatrie ist die Erhaltung oder Wiederherstellung der Eigenständigkeit des alten Menschen.

Generell gilt in der Geriatrie:

- **Therapie:** Nicht jedes Symptom ist im Alter automatisch therapiebedürftig. Andererseits sind die über Fünfundsechzigjährigen heute zu 50 % am Arzneimittelverbrauch beteiligt.
- **Medikamentenbehandlung** ist im Alter mit einer erhöhten Nebenwirkungsrate verbunden.
- Bei alten Menschen sollten eingefahrene **Lebensgewohnheiten,** selbst wenn sie medizinisch nicht ganz unbedenklich erscheinen, möglichst wenig berührt werden.
- Ein **strukturierter Tagesablauf** ist für den alten Menschen sehr wichtig.
- Der alte Mensch blickt auf eine in sich weitgehend abgeschlossene **Lebensgeschichte** zurück. Die Kenntnis dieser Lebensgeschichte ist für den Arzt und die Pflegekraft von sehr großer Bedeutung, weil sie einen Schlüssel zum Verständnis der Denk- und Verhaltensweisen des alten Patienten darstellt.

- Nicht selten sind Beschwerden und Krankheiten im Alter gleichzeitig auch ein Ruf nach sozialen Kontakten. Manchmal sind Arzt und Schwester der einzige soziale Kontakt des alten Menschen. In diesen Fällen ist **menschliche Zuwendung** mit Sicherheit wichtiger als umfangreiche Diagnostik ohne praktische Konsequenzen und medikamentöse Therapie.

Nicht selten wird das Verhalten alter Menschen von altersspezifischen Ängsten geprägt: Angst vor chronischer Krankheit, Hilflosigkeit, Ausgeliefertsein, Einsamkeit und dem Sterben. Die Aufdeckung solcher Ängste und das behutsame Auf-sie-eingehen stellen einen wesentlichen Teil der Betreuung älterer Menschen dar.

Es muss versucht werden, alterstypische Kommunikationsbarrieren zu berücksichtigen oder abzubauen: Dazu gehören Schwerhörigkeit, Sehbeeinträchtigung, mangelnde Mobilität, gestörte Hautsensibilität und Gedächtnisstörungen. Sie erschweren es dem alten Patienten, sich die Namen der Ärzte und Pflegekräfte zu merken und sich zu orientieren. Die geduldige Berücksichtigung dieser Hinweise ist eine wesentliche Voraussetzung für die Herstellung eines funktionsfähigen Kontaktes.

Feste Bezugspersonen, insbesondere im Krankenhausalltag oder im Pflegeheim, sind für den alten Menschen von besonderer Bedeutung. Daher ist es besonders wichtig, dass er Gelegenheit bekommt, sich die Namen seiner Betreuer zu merken.

10 Regeln zum Umgangs mit Alterspatienten

1. Grenzen erkennen und respektieren!
2. Alterstypische Kommunikationsbarrieren berücksichtigen und, falls möglich, abbauen!

3. Auf Fallgruben achten:
   - Krankheit als Signal, Mittel oder Maske
   - Depressionen, Medikamenten- oder Alkoholabusus
4. Lebensgeschichte berücksichtigen!
5. Typische Kommunikationsfehler vermeiden:
   - Verharmlosung und Bagatellisierung
   - Entmündigungsstrategien
   - Belehrungen
6. Feste Bezugspersonen in den Therapieplan einbeziehen!
7. Anstoß zu aktiver Lebensgestaltung statt totaler Versorgung!
8. Strukturierter Tagesablauf ist wichtig!
9. Arzt und/oder Pflegekraft sind oft wichtigster sozialer Kontakt.
10. Mehr Zuwendung und weniger belastende Diagnostik und Medikamente.

REGISTER

A

Abdomen 23 f., 99
Absencen 107
Achalasie 81 f.
Adams, Robert 67
Adams-Stokes-Anfälle 67,
 70
Adipositas 57 ff.
Adnexitis 54
Aerophagie 99
Akustikusneurinom 47
Alzheimersche Krankheit
 39, 42, 80, 116
Amnesie 107
Analfissur 97
Aneurysma 12, 15, 19
Angina pectoris 16 f.,
 19 f., 27, 32, 73
Anorexia nervosa 38 f.,
 59, 95
Antipyretika 55
Anurie 102
Aortendissektion 19
Apnoe 45
Apoplexie ☞ Schlag-
 anfall
Appendizitis 24 f., 51, 54,
 77 f.
Appetitstörungen 38 ff.
Arteriosklerose 19
Asthma bronchiale 30 f.,
 33 ff., 46, 58, 61
Aszites 84, 90 f., 100,
 113
Austrocknung 53, 79
Auswurf 60 ff.

B

Barret-Syndrom 80
Bauchfellentzündung
 22 ff., 26, 51, 54, 77 f.
Bauchspeicheldrüsen-
 entzündung 24, 26,
 55, 77 f.
Bauchspeicheldrüsentumor
 86
Bauchwassersucht
 ☞ Aszites
Bewusstseinsstörung
 106 ff.
Blähung 99 f.
Blasenentzündung 54,
 103 f.
Blinddarmentzündung
 ☞ Appendizitis
Blutarmut 69, 116
Blutdruckabfall 14, 109,
 121
Blutgerinnsel 15 f.
Blutgerinnungsstörung 84
Bluthochdruck 5, 11, 13,
 32, 46, 65, 70 ff., 108,
 118
Blutvergiftung 26, 52
BMI 56 f.
Body Mass Index (BMI)
 56 f.
Bradykardie 65, 68 ff.
Bronchitis 18, 30 f., 60 ff.,
 81
Brustfellentzündung 18,
 21
Bulimie 38, 41, 58, 77, 95

C

CFS 44
Cholezystitis ☞ Gallen-
 blasenentzündung
Chronic fatigue-Syndrom
 (CFS) 44
Colica mucosa 93, 96
Colitis ☞ Dickdarment-
 zündung
Colitis ulcerosa 95
Coloskopie 95 f.
Commotio cerebri
 ☞ Gehirnerschütterung
Crohn'sche Erkrankung 95
Cushing'sche Krankheit 57
Cushing-Syndrom 72
Cystitis ☞ Blasenentzün-
 dung

D

Da-Costa-Syndrom 66
Darmentzündung 28, 77,
 93
Darmtumor 28, 39
Darmverschluss 24, 77, 99
Dekubitalgeschwür 121
Delir 107, 110
Demenz 42, 46, 80, 106,
 115 ff., 121
Depression 38, 41 f.,
 45 f., 59, 108
Diabetes insipidus 37
Diabetes mellitus 36 f.,
 40, 74, 78, 98, 118
diabetisches Koma 110,
 112 f.

125

Diarrhoe ☞ Durchfall
Dickdarmentzündung 28, 54, 77, 93, 95
Digitalis 39, 59, 121
Diuretika 36 f., 103
Divertikel 28, 81, 97
Divertikulitis 25, 28, 54, 93
Ductus choledochus 26
Durchfall 36, 54, 59, 76, 79, 92 ff.
Durchgangssyndrom 107
Durst 35 ff., 112
Dysenterie 92 f.
Dysphagie 79 ff.
Dyspnoe 29 ff.
Dysurie 102

E

Eierstockentzündung 54
Endokarditis 52
Endokarditis lenta 44, 52
Enzephalitis 77, 110
epileptischer Anfall 108 ff.
Erbrechen 74, 77, 79, 98 f.
Essstörung 38
Exsikkose ☞ Austrocknung
Extrasystolen 65

F

Febris continua 52
Febris intermittens 51
Febris remittens 52
Fettleber 86 f.
Fibrinolyse 15 f.
Fieber 5, 25 f., 29, 36, 43, 50 ff., 68, 76, 79, 85, 94, 97, 108, 111

G

Gallenblasenentzündung 24, 26, 77
Gallenkolik 26, 78
Gallenwegsentzündung 78
Gastritis 77
Gastroskopie 20
Gehirnerschütterung 107
Gelbsucht ☞ Ikterus
Geriatrie 118 ff.
Glaukom 12 f.
Globussyndrom 81 f.
Glomerulonephritis 72 f., 102 f.
Gonorrhö 54
Grauer Star 119
Gürtelrose 7

H

Halbseitenlähmung 114
Hämatemesis 76
Hämaturie 104
Hämolyse 83
Hämoptoe 60
Hämoptyse 60
hämorrhagische Diathese 84
Hämorrhoiden 97
Harninkontinenz 105 f.
Harnleiterentzündung 54
Harnwegsinfektion 78
Heparin 16
Hepatitis 39, 54, 77 f., 84 ff.
Herpes zoster 7
Herzbeutelentzündung 19, 21, 27

Herzblock 67 ff.
Herzinfarkt 14 ff., 19 f., 27, 30, 69, 73, 109
Herzinnenhautentzündung 44, 52
Herzinsuffizienz 29, 31 ff., 42, 69, 99 f., 102 f., 118
Herzklappenfehler 29, 69
Herzmuskelentzündung 69
Herzrhythmusstörung 45 f., 63 ff., 109
Herzsyndrom, hyperkinetisches 65
Hirnblutung 110
Hirndurchblutungsstörung 109, 113
Hirngefäßblutung 13 f.
Hirnhautentzündung 13 f., 74, 77, 108, 110
Hirntod 107
Hodenentzündung 54
Holiday heart Syndrom 66
Hyperthyreose ☞ Schilddrüsenüberfunktion
Hypertonie ☞ Bluthochdruck
Hypoglykämie ☞ Unterzuckerung
Hypophyse 37
Hypothermie 56
Hypothyreose ☞ Schilddrüsenunterfunktion

I

Ikterus 26, 54, 82 ff., 91, 109, 113

Ileitis ☞ Darmentzündung
Ileitis terminalis 95
Ileus ☞ Darmverschluss
Interkostalneuralgie 19, 21

K

kardiale Synkope ☞ Herzrhythmusstörung
Katarakt 119
Kolik 22
Kolpitis 54
Koma 107, 110
Koma hepatikum 84
Kopfschmerz 11 ff.
Kyphose 30

L

Laparoskopie 100
Leberabszess 55, 86
Leberechinokokkus 86
Leberentzündung
☞ Hepatitis
Leber-Galle-Erkrankungen 83 ff.
Leberkarzinom 89
Leberkoma 110, 113
Lebermetastasen 78, 86
Lebertumor 39, 86
Leberzirrhose 39, 55, 76, 84, 86 f., 89 ff., 99, 100, 113
Leibschmerzen 21 ff.
Lungenblähung 18, 30 f.
Lungenembolie 17 f., 20, 30, 62, 69, 109
Lungenemphysem
☞ Lungenblähung

Lungenentzündung 18, 21, 30 f., 52, 60, 62, 81
Lungenfibrosen 30
Lungenödem 29, 32, 62, 73
Lungenstauung 29 f.
Lungentuberkulose 62
Lungentumor 30

M

Magengeschwür 27, 76 f.
Magenschleimhautentzündung 77
Magentumor 27, 39, 74, 77
Magersucht ☞ Anorexia nervosa
Malabsorption 94
Malaria 50, 52, 54, 79
Malaria quartana 52
Malaria tertiana 52
Malaria tropica 52 f.
Maldigestion 94
Mallory-Weiß-Syndrom 74, 76
Manometrie 82
McBurney Punkt 24
Menièr'sche Krankheit 48, 77
Meningitis cerebralis
☞ Hirnhautentzündung
Metastasen 86
Meteorismus 99 f.
Migräne 12 f., 74, 77
Miktion 101 ff., 118
Multimorbidität 118

Multiple Sklerose 80, 98, 106
Myasthenie 80
Myokarditis 69

N

Nahrungsmittelvergiftung 78
Nierenarterienverengung 72
Nierenbeckenentzündung 28, 54, 105
Nierenentzündung 72 f., 102 f.
Niereninsuffizienz 102 ff., 110, 118
Nykturie 102 f.
Nystagmus 47 f.

O

Obstipation
☞ Verstopfung
ÖGD 76
Ohnmacht 67, 109 f.
Oligurie 102
Ösophago-Gastro-Duodenoskopie 76
Ösophagoskopie 81 f.
Ösophagusvarizen 74, 76, 90 f.

P

Pankreaskopfkarzinom 86
Pankreatitis ☞ Bauchspeicheldrüsenentzündung
Parkinsonsche Krankheit 48, 80, 98, 106

Perforation 22, 24 ff.
Perikarditis ☞ Herzbeutel-
   entzündung
Peritonitis ☞ Bauchfell-
   entzündung
Phäochromozytom 72
Pneumonie ☞ Lungen-
   entzündung
Pneumothorax 18, 21,
   30
Pollakisurie 103 f.
Polyarthritis 44
Polyarthrose 118
Polyneuropathie 48
Polyurie 37, 102 ff.
Presbyopie 119
Prostatahyperplasie 103
Prostatitis 54
Pseudobulbärparalyse
   80
Psychose 107, 110
Puls 63 ff., 108
Pyelonephritis ☞ Nieren-
   beckenentzündung
Pyurie 104

R

Radialispuls 63 f.
Refluxösophagitis
   ☞ Speiseröhrenent-
   zündung
Regurgitation 79, 81
Reizkolon 93, 96
Rippenfellentzündung 21,
   27, 30 f.
Ruhr 54

S

Salmonellen 54
SAP 45 f.
Schilddrüsenüberfunktion
   40 f., 51, 59, 69
Schilddrüsenunterfunktion
   57, 69, 98, 110, 116
Schlaf-Apnoe-Syndrom
   (SAP) 45 f.
Schlafstörungen 44 ff.
Schlaganfall 5, 36, 46, 73,
   77, 106, 109 f., 113 ff.
Schüttelfrost 52 f.
Schwindel 47 ff., 72, 109,
   121
Sepsis ☞ Blutvergiftung
Sick-Sinus-Syndrom 68 ff.
Somnolenz 107
Speiseröhrenentzündung
   19, 21, 27, 80 f.
Sputum 60 ff.
Stokes, William 67
Struma 59
Subarachnoidalblutung 12
Subileus 99
Symptome, objektive 5 ff.,
   50 ff.
Symptome, subjektive
   5 ff., 10 ff.
Syndrom 5
Synkope 67, 107

T

Tachykardie 64 ff.
Tachykardie-Bradykardie-
   Syndrom 68 ff.

Thrombose 17
Thrombus 15 f.
TIA 109, 115
transitorische ischämische
   Attacke (TIA) 109,
   115
Trigeminusneuralgie
   12 f.
Tripper 54
Tuberkulose 31, 43, 51 f.,
   93 f.
Tumore 39, 41 f., 51, 77,
   81 f., 86, 95, 103
Typhus 52

U

Übergewicht 57 ff.
Ulkuskrankheit 25
Untertemperatur 56
Unterzuckerung 40 f.,
   110, 112
Urethritis ☞ Harnleiter-
   entzündung

V

Verschlussikterus 85
Verstopfung 96 ff.
Vorhofflimmern 65

Z

Zuckerkoma 110,
   112 f.
Zwölffingerdarmgeschwür
   25, 27, 76 f.
Zyanose 108
Zystenniere 72